# 产前超声医疗质量管理手册

纪学芹｜主编

黄河出版传媒集团
阳光出版社

图书在版编目（ＣＩＰ）数据

　　产前超声医疗质量管理手册/纪学芹主编.－－银川：
阳光出版社,2019.12
　　ISBN 978-7-5525-5211-9

　　Ⅰ.①产… Ⅱ.①纪… Ⅲ.①妊娠诊断－超声波诊断
－医药卫生管理－质量管理－手册 Ⅳ.①R714.15-62
②R194-62

中国版本图书馆CIP数据核字(2020)第010087号

## 产前超声医疗质量管理手册

纪学芹 主编

责任编辑　屠学农　　胡　鹏

封面设计　杨　凤

责任印制　岳建宁

出 版 人　薛文斌

地　　址　宁夏银川市北京东路139号出版大厦 （750001）

网　　址　http://www.ygchbs.com

网上书店　http://shop129132959.taobao.com

电子信箱　yangguangchubanshe@163.com

邮购电话　0951-5014139

经　　销　全国新华书店

印刷装订　宁夏凤鸣彩印广告有限公司

印刷委托书号　 （宁）0017041

开　　本　787 mm × 1092 mm　1/16

印　　张　17.375

字　　数　222千字

版　　次　2019年12月第1版

印　　次　2019年12月第1次印刷

书　　号　ISBN978-7-5525-5211-9

定　　价　30.00元

# 编委会

**主　　编**　纪学芹

**副主编**　赵　媛

　　　　　吴　阳

**编　　委**　（以姓氏笔画为序）

| | | | | |
|---|---|---|---|---|
| 丁艳文 | 丁莉莉 | 丁鹏东 | 马小萍 | 马秀娟 |
| 马国树 | 马彦荣 | 马素霞 | 王雨卉 | 王　玲 |
| 王　晓 | 王爱萍 | 王　烨 | 石培红 | 史瑞仙 |
| 邢进刚 | 朱学娇 | 任学芳 | 多　涛 | 刘　芳 |
| 刘建华 | 刘慧娟 | 齐雪琴 | 闫革中 | 关　兴 |
| 孙广宏 | 纪学芹 | 苏晓娟 | 李　艺 | 李会荣 |
| 李　芳 | 杨志刚 | 杨丽娟 | 吴　阳 | 何惠娟 |
| 沈玉琴 | 张彩红 | 阿孜古力·马义尔 | | 陈　炜 |
| 金　燕 | 周文华 | 周　彦 | 周梅玲 | 郑　军 |
| 赵丽娟 | 赵金才 | 赵爱勤 | 赵　媛 | 郝　薇 |
| 俞凤雷 | 郭　媛 | 袁　宁 | 袁红梅 | 夏　艳 |
| 高　薇 | 唐　荣 | 董　强 | 蒋润喜 | 锁耀宇 |
| 曾佳子 | 雷玉兰 | 詹素月 | 管雯娜 | 潘学玲 |
| 潘慧琴 | 薄莘莘 | 魏亚瑞 | 魏　敏 | |

# 前　言

出生缺陷，是指胎儿在宫内发生的身体结构、功能或代谢异常，可由染色体畸变、基因突变等遗传因素、环境因素或其他不明原因引起。近年来，出生缺陷防治工作在我国受到高度重视，出生缺陷防控工作也取得了一定成效。产前超声是发现并诊断宫内胎儿结构异常的重要手段之一。

20世纪80年代以来，产前超声在我国迅猛发展，但目前国内各地区产前超声诊断技术水平依然存在较大差异，为满足基层医院医生的需要，我们编写了《产前超声医疗质量管理手册》，内容包含产前超声质量控制的意义、原则、方法、规范及考核标准，介绍了产前超声质量保证体系及管理制度，提供了可参照的产前超声检查程序及超声报告参考模板等，以图文并茂的形式对产前超声技术的基础要求进行了讲解，旨在规范产前超声筛查技术，以期对基层医院产前超声的建设与发展起到一定的作用。

但由于时间仓促，本书存在的不足之处，望读者批评指正，我们将逐步完善，在此表示衷心感谢！

纪学芹

2019 年 10 月

# 目 录

# 第一章　产前超声质量控制的意义

质量控制(Quality control，简称QC)也叫做品质控制，是质量管理中最重要的一部分,致力于满足质量要求。中国全国科学技术名词审定委员会对质量控制的定义为："为使人们确信某一物项或服务的质量满足规定要求而必须进行的有计划的系统化的活动。"

医疗质量控制，就是对医疗质量的界限要求和行为规定。它根据医疗工作任务、方针、政策、专业学科要求及实践经验的总结等为依据，经分析研究制定并以条文或指标明确表达。它要求有关人员应遵照执行该界限和规定，通过质量教育，建立质量保证体系、质量标准体系、质量信息系统和质量管理制度等，来适应人民对医疗和保健的需求。医疗质量控制管理是医疗技术发展的重要保障制度，也是管理制度的重要组成部分，对医院及学科的建设与发展起着举足轻重的作用。医疗质量管理体系的本质是：建立一个提高医疗质量的管理体系，明确保证医疗质量应达到的基本要求，通过对医疗诊疗过程中的各个管理环节的有效控制，使出现问题的可能性降到最低程度，保证医疗质量与服务稳定提升，以扎实有效的过程管理，确保质量目标的达成。医疗质量是医院管理的核心。制定完善合理的医疗质量控制方案，以求正确有效地实施医疗质量管理制度和规范。

改革开放以来，通过全面引进质量管理、持续性质量改进、系统管理等国外先进的医院质量管理理论和方法，尤其是自1989年开始在全国医院实施分级管理制度，2005年实施医院管理年活动以来，我国医院的质量管理快速发展，现代化的医院质量管理理论逐渐形成体系。

全面质量管理（Total quality management，TQM）：是指组织内部的所有部门、所有组织、所有人员都以质量为核心，集专业技术、管理技术、数理统计技术于一体，通过科学严密高效的质量保证体系，控制影响质量的因素，全面提高质量，其核心工作就是PDCA循环。医院管理应用全面质量管理，就是要采用全程、全员、全面质控的理念，通过发现问题-反馈问题-修正问题-持续改进，如此循环反复，来达到提高医疗质量的目标。

持续质量改进（Continuous quality improvement，CQI）：CQI是在TQM基础上发展起来的，是更注重过程管理和环节质量控制的一种新的质量管理理论。CQI强调以患者的需求为导向，通过质量的不断改进来提高患者满意度。CQI同时体现了医院医疗工作不应仅限于达到最低质量指标，而是创造一种氛围。在这种氛围中，所有成员都积极参与，不断提高质量，追求最佳。另外，还可以把持续性质量改进理论和方法运用于个人素质的提高，形成PCQI理论（Personal continuous quality improvement）对医院管理者和医务人员个体素质加以持续性改进。

系统管理（System management）：该理论表现为任何机构或组织的管理本身是一个相互关联、影响的系统，应该全面分析并控制系统中的每一因素，以确保管理职能的有效性。整体医疗、整体护理都是系统管理理论在医院工作中的延伸与实践，应用系统管理理论就是要求医院作为一个现代质量管理整体，应将全院医疗质量及其可能的影响因素，如人的管理、药械的管理、医疗流程的管理、相关医疗保障系统的管理纳入质量管理体系。

产前超声检查是应用超声物理特性，对孕妇及胎儿进行影像学检查，了解胚胎、胎儿主要解剖结构最常用的方法。目前，产前超声检查已广泛普及，但持续高负荷的工作状态、难度高强度大范围广的专业知识储备、社会责任重大等因素使得各医疗机构技术水平参差不齐，缺乏统一的质量控制管理标准。做好产前超声质量控制管理工作，将进一步提高整体产前超声诊断水平、提高畸形检出率、诊断符合率，更好地为患者服务。产前超声质量控制管理不仅对从事产前超声检查的医院、医师的资质、检查仪器设备提出要求，还对各阶段产科超声检查的适应症、时机、检查内容进行规范。为此，本着为医患双方医疗安全的原则，依据中国医师协会超声医师分会《产前超声检查指南》（2012）及《中孕期常规胎儿超声检查操作指南》，借鉴质量管理方面的经典理论及先进管理方法，针对产科超声医疗工作中的隐患、质控工作的难点和重点，在全区范围构建一个以孕、产妇为中心、六个方位（组织机构建设、质量文化建设、规章制度建设、病种质量控制、信息体系建设、管理系统建设）、四个层次（四级质控组织）、一个督导的立体网状式全面医疗质量管理体系，推行量化管理，突出全程全时的质量监控，进一步强化医疗质量管理，从而为宁夏基层医疗机构提供产前超声技术指导，查找医疗安全风险隐患，及时纠错更正，保证产前超声医疗安全。

# 第二章 产前超声质量控制的原则及方法

## 一、质量控制的原则

产科超声是为妇产科临床诊断和治疗提供客观数据的检查方法，其质量控制原则遵循：准确及时、诚信服务、规范管理、持续改进。

1.准确及时

为服务对象提供批准开展的检查项目并出具临床检查报告。在规定的检查周期、报告发放等服务承诺范围内，提供产前I级超声检查、产前II级超声检查、产前III级超声检查、早孕期超声检查、胎儿心脏超声心动图等检查，并提供相应的咨询和解释服务，最大程度地满足服务对象的需求。

2.诚信服务

完成高质量的检查，确保产前超声检查工作不受内、外不良因素的干扰和影响，确保检查工作的公正性、合法性、客观性和准确性。常规检查工作中遵循诚实守信、实事求是的原则，杜绝伪造、篡改检查数据，出具虚假报告，保证服务质量。

3.规范管理

严格按照相关"指南"标准建立全面质量管理体系，确保全体人员认真学习、理解、熟悉并严格遵守相关"指南"以及质控体系文件内容，严格按照质控体系文件从事产科超声工作以确保工作的质量和安全。确保全体医务人员遵守国家相关法律法规及医院、科室各项规章制度，加强质量管理和安全管理工作，严格执行相关文件的规定，规范超声检查工作行为，确保产前超声工作的医疗质量和安全。

4.持续改进

严格按照质量体系文件进行工作检查，努力发现体系运行中存在的不足，制定并严格执行纠正措施，保证体系有效运行和持续改进，确保产前超声工作质量持续提高，得到服务对象的认可。

## 二、质量控制方法

1.健全产前超声医疗质量控制组织，严格履行职责

质量控制管理体系应建立一个全员参与由区级产前超声质控中心、医院及职能科室、科室、科室质控员组成的四级医疗质控网络，制定质控目标，明确各个质控网络的工作职能及责任分工，各级组织定期开展监督检查，有效地进行自控和互控，实施环节和终末医疗质量全面监控，促进质控中心、院领导、职能部门和业务科室之间管理上的互动，形成全员参与、全区齐抓共管产前超声医疗质量的良好格局。

第一级质控网络的自控和互控要使科室每个医务人员切实做到质量从身边做起，自我约束，互相监督。各产前超声科室质控员严格按照质控中心的规章制度、质控标准实时监控本科的医疗质量动态，如检查各项规章制度、操作规程的贯彻执行、医疗文书书写质量，提出改进医疗质量的合理化建议。

由产前超声科室主任、科护士长、医疗组组长组成的科室质控小组实施第二级质控，每月有计划地组织科室医疗项目自测自评工作，根据相应质控指标随时检查全科医务人员履行工作职责的情况，分析科室医疗质量数据、病人投诉情况、质量缺陷问题，自我查找医疗隐患，自评工作优劣，在科内通报正反典型及抓重点教育讲评，并及时制定质量改进方案、措施和设计新的质量目标。

第三级质控为医疗质量有关的职能部门，如信息科及时准确地统计产前超声相关科室的基础质量、终末质量及环节质量指标的数据；医院感染管理科对院内感染进行全面综合性的监控和目标监控，随时掌握医院感染动态，并做好院内感染的调查、预防、消毒、隔离等控制工作；医务科或质控科负责督促、

协调上述职能部门对产前超声相关科室的考评工作，收集反馈各层面质控信息，定期或不定期有重点地深入科室开展医疗调研工作，调查核实医疗缺陷情况，将检查结果及时书面反馈至有关科室，并制订考评标准和质量控制方案，组织每季度一次的医疗质量专项检查工作，不定期抽查各种医疗文书的书写质量及医生值班在岗情况等。

第四级质控为医疗质量管理委员会质控，该委员会由产前超声专家及业务骨干等组成，作为质控中心咨询、督查及质控工作决策层，定期召开会议研讨、分析、处理质量管理工作中的重要问题，对医疗质量典型案例进行评议，综合评价医疗质量，制定质量管理战略、质量方针目标、质量管理方案、质量体系建设等医疗管理决策。

2.加强质量文化建设，树立质量战略意识

加强质量安全意识和医德医风教育。围绕"以病人为中心、以质量为核心"原则，每年对产前超声医务人员开展医疗质量与安全、服务理论、医德医风教育，培育质量心态，学习先进的服务理念、服务文化及服务艺术，灌输医患沟通技巧和人本管理思想，充分调动全员参与质量管理的积极性、主动性和创造性，增强质量意识、责任意识及标准意识，使医疗质量贯穿到每个工作角落，每个医务人员自觉规范医疗行为，改善服务态度，在全区形成一个质量就是生命、质量就是效益的共识。

认真抓好产前超声在岗人员的业务学习，每年对质控职工加强基础理论、基本操作、基本技能、诊疗指南、医疗法律法规、医疗规章制度等的学习，医院有计划、有重点地进行形式多样的新知识、新技术培训，对产前超声专科人员突出"高、精、尖"技术培训，选派技术骨干到国内外进修，提高专业技能水平。

3.建立健全各项医疗规章制度，制定各种操作标准和工作流程

建立健全各项规章制度。根据国家卫生法律法规如《执业医师法》《病历

书写规范》《侵权责任法》等为依据，结合实际情况，组织产前超声相关部门制定和完善一系列科学的、合理的、可操作的医疗规章制度及各种工作流程，健全各级人员岗位职责。同时加强制度创新，对频发的医疗缺陷问题出台相应的具体可操作的管理制度，如针对质量管理工作的薄弱环节，制定《异常医疗信息报告制度》《危急值报告制度》《医患沟通制度》等管理制度，落实各级医务人员的责、权、利，建立预防措施监控和防范医疗质量管理中可能出现的危机，有效控制医疗风险。

制定产前超声操作标准，使操作常规化。根据卫生部制定的《临床诊疗指南》《临床技术操作规范》，结合医院实际，制定适合自己产前超声特点的诊疗指南、操作规范，规范各项诊疗工作，使诊疗标准化，操作常规化。

制定各种检查标准、考核标准，把可考核可量化的服务质量指标如诊断质量指标、工作量和工作效率指标、报告书写质量指标、质量成本控制指标、机器运作指标等，按照三个最小（物化到最小、量化到最小、考核到最小）原则，制定出一套医疗质量标准化评估体系，涵盖三级医疗管理（基础质量、环节质量及终末质量）的定量与定性指标及各项医疗服务流程的质量标准；在质控内容上强调对质量问题是否有整改措施、改进措施是否及时，突出对医疗质量的持续改进，形成质控的良性循环。

4.坚持依法执业，严格医疗准入管理，防范医疗风险，保证医疗安全

严格产前超声医务人员的准入管理制度，医务科定期组织执业医师资格考试和注册，严格规定从事诊疗工作的医务人员必须有足够的业务水平持证上岗，并根据个人工作时间和工作能力授予不同的诊疗工作权限。

健全各项产前超声医疗服务技术应用的准入制度。严把医疗技术准入关，规定引进应用的新技术、新项目必须符合国家的有关法律法规的要求，不得违背医学伦理道德，并严格执行新技术新项目申报论证制度，在技术队伍、设

备、医疗安全、应急措施等方面做好充分调查和论证评估。

5.突出重点，把握关键，加强薄弱环节质控

实施以环节质量为重点的全程控制管理模式，尤其抓重点环节、重点人群，对易出医疗安全问题的重点质量环节采用全面检查、抽样检查或定期检查，并采取相应控制措施，及时纠正存在的质量问题。加强对报告文书的质量管理、做好统一规范管理工作。加强质量关键过程流程管理。制定规范的管理流程和工作制度，有明确的监控指标和内容。认真落实各项医疗规章制度。尤其是首诊医师负责制度、疑难、危重、会诊制度、查对制度、新技术准入制度等医疗核心制度的落实。

6.健全质量信息体系，拓宽质控信息渠道

（1）收集内部质量信息

通过定期召开产前超声医疗质量管理委员会专题会议，医疗纠纷案例专题讨论会议、质量控制实地指导与考核等多渠道、多途径、多层面、多形式收集来自各产前科室、职能部门、后勤科室员工反馈的准确、及时的质量信息，并建立信息交流网络，为医务人员提供在网上交流医疗质量信息的讨论平台，并有利于质控实时收集来自内部各层面的反馈信息。

（2）收集外部质量信息

通过定期召开座谈会、患者满意度调查等形式，及时了解外界对产前超声医疗质量方面的意见建议，认真分析和评价病人满意度的调查结果，及时了解患者对产前超声的需求和查找质量隐患。

7.加强信息管理系统建设，提升医疗质量管理水平

利用信息管理系统对医疗质量进行实时动态监控是近年来的一个新趋势，医院应当建立医疗质量信息管理系统，通过网络随时准确捕捉和报告相关的医疗服务过程，加强各医疗环节缺陷的防范，使医院质量管理网络化、信息化、

数字化、平台化,提高了质控的效率与水平。如科室医务人员在计算机工作站跟踪监控具有时效性的诊疗操作、检查的过程,并可以实时采集、传递、反馈及数字化处理各种医疗质量信息数据,提高了对质量问题的预警与应变能力。

8.严格实施奖惩制度,做到奖罚分明、责任明确

(1)将每年医疗质量检查的考评分数纳入质控中心综合目标考核,作为评价指标,增强质控工作的约束力;

(2)设立质量控制奖,对质量管理工作突出的个人给予精神或物质奖励;

(3)建立医疗缺陷责任追究制度,对违反医疗规章制度者坚决严肃处理,视情节轻重给予相应的处罚。

质控中心全面把控产前超声筛查医疗质控体系的构建符合实施全程监控的思路,通过完善医疗质量管理组织,建立健全医疗质量管理制度,建立医疗质量管理四级质控体系,建立医疗质量管理信息管理系统以及医疗质量监督制度等管理方式,逐步建立起全过程、全方位、全覆盖的规范化、精细化、现代化的产前超声医院管理制度及制度执行保障体系,实现医疗质量管理持续改进,保证医疗质量和医疗安全,构建和谐医患关系,在医疗卫生体制改革的新形式下,增强核心竞争力,保障健康可持续发展。

# 第三章 产前超声质量控制基本要求

## 一、机构的设置

开展产前超声诊断及筛查医疗机构应当向省级卫生行政部门提出专业技术项目准入申请，并提交下列材料：

1.拟开展产前超声诊断项目的申请报告。

2.《医疗机构执业许可证》。

3.开展该项技术项目的人员资质和技术条件。

4.开展该项技术相应的设备、设施配备情况。

## 二、专业技术人员要求

1.产前超声筛查医师条件

（1）取得《医师资格证书》和《医师执业证书》；

（2）具有超声物理基础，超声解剖基础，熟悉超声设备并经过二甲以上医院正规培训，并考试、考核合格，获得超声医学继续教育学分和超声诊断上岗证；

（3）熟练掌握胎儿发育各阶段器官的正常超声图像，对常见的严重体表畸形和内脏畸形有一定的了解和识别能力。

2.产前超声诊断医师的条件：与卫生部《产前诊断技术管理办法》中产前超声诊断医师要求一致。

（1）从事产前超声诊断的医师，必须取得执业医师资格，并符合下列条件之一：

①大专以上学历，且具有中级以上技术职称，接受过产前超声诊断的系统培训；

②在本岗位从事妇产科超声检查工作5年以上，接受过产前超声诊断的系统培训。

（2）熟练掌握胎儿发育各阶段器官的正常与异常超声图像，能鉴别常见的严重体表畸形和内脏畸形。

3.承担胎儿心脏超声诊断的医师应具有至少两年产前超声诊断超声工作经验。

### 三、仪器设备要求

1.产前超声筛查设备要求

（1）开展一般产前超声检查(Ⅰ级) 及常规产前超声检查(Ⅱ级)的超声室应配备实时二维超声诊断仪或彩色多普勒超声诊断仪。开展系统产前超声检查（Ⅲ级）及 11~13周颈项透明层（NT）超声检查的超声室应配备高分辨率的彩色多普勒超声诊断仪。在穿透力允许的条件下，尽可能使用频率高的探头。

（2）具有完整的图像记录系统和图文管理系统，供图像分析和资料管理。

2.产前超声诊断设备要求

（1）超声室应配备高分辨率的彩色多普勒超声诊断仪。在穿透力允许的条件下，尽可能使用频率高的探头。

（2）具有完整的图像记录系统和图文管理系统，供图像分析和资料管理。

### 四、产前超声诊断报告单的书写要求

产前超声诊断报告单(以下简称"报告单")为一次诊断的结论。临床上作为诊断的客观依据；是将实际情况用文字(或图像)告诉受检者的凭据。

1.一般项目。填写病人姓名、性别、年龄等。必要时，需加填仪器型号、探头类型与频率，检查方法，记录媒体的编号。

2.超声声像描述，包括外形、轮廓、支持结构、管道及脏器实质回声，以及必要的测量数据。

3.诊断意见

（1）有无畸形。

（2）能从图形资料做出疾病确定诊断者，可提示病名诊断（或可能诊

断）。如不能从图形资料做出疾病确定诊断者，不提示病名诊断。

（3）多种疾病者，按可能性大小依次提示。

（4）必要的建议如：随访和建议其他检查。

（5）签名与日期。

超声检查报告应注意字迹工整、不应潦草、涂改，避免错别字。最好用计算机打印方式生成。在任何情况下不得出具假报告。

**五、产前超声诊断工作流程要求**

1.每日交接班。认真交接所有仪器及配套设备。

2.开机前先启动稳压器电源，电压稳定后再开机，关机时先关仪器开关，待停机后再切断稳压器电源。

3.病人排队预约。向病人说明产前超声检查的注意事项。

4.开通绿色通道，危重病人优先。

5.病人检查时，轻拿轻放探头，减少病人痛苦。检查时仔细，规范化操作，保护病人隐私。

6.每次检查完病人后，应用柔软纸巾擦去探头上的耦合剂，以保持探头的清洁。易感染部位应用无菌手套包扎探头。

7.结束检查时，及时按冻结键，避免不必要的损耗。

8.结束一日的工作后，检查仪器及探头是否完好，并做好交接班。

9.每周彻底清洁仪器及除尘网一次，做定期保养并登记。

**六、产前超声工作开展的管理**

1.严格执行中华人民共和国国家计划生育委员会颁布《关于禁止非医学需要胎儿性别鉴定和选择性别人工终止妊娠的决定》，严禁非医学需要的胎儿性别鉴定。

2.未取得产前诊断技术服务资格的医疗保健机构在进行产前超声筛查

时，发现可疑病例，应出具超声报告，同时应将可疑病例转诊至开展产前诊断技术的医疗保健机构。

3.规范因医学需要终止妊娠的管理，经产前超声检查发现胎儿有严重畸形需终止妊娠者，须经具有产前诊断资格的医疗机构签署医学意见，转产科临床处理。

4.进行服务告知，将本机构开展的产科超声检查服务内容告知孕妇，Ⅲ级和Ⅳ级产前超声检查应与服务对象签署知情同意书。

### 七、产前超声检查的分类及时机

1.产前超声检查的分类

（1）早孕期超声检查（孕 13$^{+6}$ 周以内）

①早孕期普通超声检查。

②11~13$^{+6}$ 周 NT 超声检查。

（2）中晚孕期超声检查

①一般产前超声检查（Ⅰ级产前超声检查）。

②常规产前超声检查（Ⅱ级产前超声检查）。

③系统产前超声检查（Ⅲ级产前超声检查）。

④针对性产前超声检查（Ⅳ级产前超声检查）。

（2）有限产前超声检查。

2.产前超声检查的时机

推荐产前超声检查的 3 个重要时间段为 11~13$^{+6}$ 周、孕 20~24 周、28~34 周。

# 第四章 产前超声质量控制的规范及图像

## 一、早孕期超声检查规范

（一）早期妊娠一般产前超声检查（Ⅰ级产前超声检查）

1.适应证

证实宫内妊娠、临床可疑异位妊娠、评估孕周、诊断多胎妊娠、了解胚胎/胎儿情况（存活或死亡）、早孕期出血查因、早孕期下腹痛查因、评估母体盆腔包块、子宫畸形、临床怀疑葡萄胎、辅助绒毛活检。

2.检查内容

（1）妊娠囊，观察妊娠囊的位置、数目、大小、形态。（2）卵黄囊，观察卵黄囊的大小与形态。（3）测量头臀长，观察胎心搏动。（4）子宫及双附件，观察子宫形态及肌层回声、子宫与妊娠囊的关系，双侧附件有无包块。

3.检查方法

经腹部超声检查；经阴道超声检查。

4.建议存留以下超声图像

包括妊娠囊在内的子宫纵切面、横切面，测量胚长或头臀长切面。

5.测量方法

（1）妊娠囊测量。妊娠囊的平均径线。测量方法：应选择妊娠囊的内侧壁作为测量点，测量妊娠囊纵径、横径及前后径。

（2）公式计算。妊娠囊平均内径(纵径+横径+前后径)/3孕龄(周)=[妊娠囊平均内径(cm)+2.543]/0.702。简易估测法。孕龄(周)=妊娠囊最大直径(cm)+3。

（3）临床意义。估计孕龄，妊娠囊平均直径>3cm，尚未见胚胎回声，可诊断为枯萎卵。

6.注意事项

（1）头臀长应在胚胎最大长轴切面测量或在胎儿正中矢状切面测量，此时胎儿为自然伸展姿势，无过伸或过屈。（2）超声不能够诊断所有异位妊娠，目前国内文献报道异位妊娠的经腹超声检出率为40.9%~76.0%，经阴道超声检出率为75.6%~95.8%。

（二）11~13$^{+6}$周早孕期超声筛查

1.适应证

适合所有孕妇，尤其是有以下适应证的孕妇：孕妇年龄<18岁或≥35岁孕妇，夫妇一方是染色体平衡易位携带者，孕妇染色体异常，孕妇患有如贫血、糖尿病、高血压、严重营养障碍等疾病，孕妇吸烟、酗酒，孕早期有X线照射史或病毒感染史，有异常胎儿妊娠史，有遗传病家族史，试管婴儿。

2.检查内容

胎儿数目及绒毛膜性、胎心搏动，胎儿生物学测量：头臀长、测量Nt、胎儿附属物（胎盘：观察胎盘位置、测量胎盘厚度。羊水量：测量羊水最大深度），孕妇子宫：主要观察宫颈内口，如孕妇提供子宫肌瘤病史需评估肌瘤位置及大小。

3.测量NT的注意事项

①NT建议在头臀长为45~84mm时测量，相当于11~13$^{+6}$孕周。

②标准测量平面是胎儿正中矢状切面，此切面亦是测量头臀长的标准切面。

③应尽可能放大图像至只显示胎儿头颈部及上胸部，令测量游标的轻微移动只能改变测量结果0.1mm。

④应清楚显示并确认胎儿背部皮肤及NT前后平行的两条高回声带，测量时应在NT最宽处测量，且垂直于NT无回声带，测量游标的内缘应置于无回声的NT外缘测量。

⑤应测量3次，并记录测量所得的最大数值。

⑥有颈部脑脊膜膨出时，注意辨认，避免误测。

⑦有脐带绕颈时，需测量脐带绕颈处上下NT厚度，并取其平均值。

⑧应明确区分皮肤和羊膜，避免将羊膜误认为皮肤而误测NT。

4.检查内容及切面

（1）胎儿头臀长（CRL）

检查方法：声束通过胎儿间脑、菱脑、鼻骨、鼻尖、颏部、脊髓、外生殖器等作正中矢状切面扫查，即可获得头臀长正中矢状切面（图4-1）。此切面扫查时应适当放大图像，在臀部和头部皮肤清晰可辨，处于自然伸展姿势时扫查。

观察内容：在此切面上应观察到胎儿间脑、菱脑、鼻骨、鼻尖、脊髓、外生殖器等。

测量参数及方法：在胎儿自然伸展姿势时测量头臀长。应避免胎儿过屈或过伸，测量颅顶部皮肤到臀部皮肤外缘间的距离，一般取3次测量的平均值。

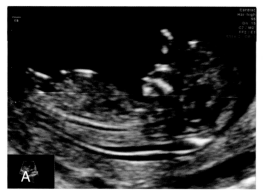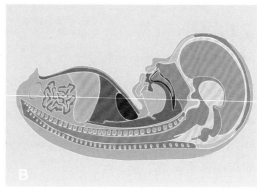

图4-1 11~13$^{+6}$周正常胎儿头臀长扫查模式图及声像图

A.胎儿头臀长测量声像图；B.图A的解剖模式图。

（2）胎儿颈后皮肤透明层（NT）

检查方法：声束通过胎儿间脑、菱脑、鼻骨、鼻尖、颏部、脊髓等作正中矢状切面扫查。扫查时尽可能将图像放大，使图像只显示胎儿头颈部及上半胸，获取胎儿头颈部及上半胸的正中矢状切面（图4-2）。

观察内容：此切面上可清楚观察到NT、间脑、菱脑、鼻骨、鼻尖、颏部、脊髓等。NT应尽可能在图像上呈水平位，清楚显示并确认胎儿背部皮肤（而非羊膜），胎儿处于自然伸展姿势。

测量参数及方法：测量NT厚度。应在NT的最宽处测量垂直于NT无回声的距离，测量游标的内缘应置于无回声的NT的外缘，使测量游标的轻微移动只会改变测量结果0.1 mm，并在胎儿自然姿势（无过屈或过伸）时测量NT厚度；应测量多次，并记录测量所得的最大数值。

有颈部脑脊膜膨出、颈部脐带时，注意辨认，避免误测。

有颈部脐带时，NT测量应分别测量颈部压迹上、下两端最宽处的距离，并取两者的平均值。

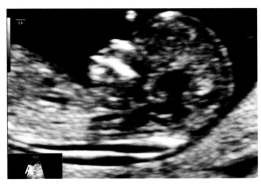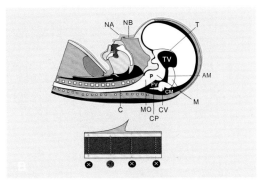

**图4-2 11~13⁺⁶周胎儿NT值测量扫查模式图及声像图**

A.胎儿NT声像图；B.为图A模式图，图B为测量游标放置部位，"√"表示测量正确，"×"表示测量错误。

NA：鼻尖；NB:鼻骨；TV：第3脑室；AM：中脑导水管；M：中脑；FV：第4脑室；CM：颅后窝池；CV：小脑蚓部；CP：脉络丛；P：脑桥；MO：延髓；C：中央管；T：丘脑。

（3）胎儿鼻骨

检查方法：声束平面尽可能与鼻骨长轴相垂直，其他要求与NT测量切面相同，获取有一定倾斜角度（在30°以内）的头颈上胸部正中矢状切面（图4-3）。

观察内容：此切面观察到鼻根、鼻尖及鼻骨呈3条强回声线，位于上方的线为皮肤强回声线，下方较粗且回声较上面皮肤明显增强者为鼻骨回声，第3条线与皮肤几乎相连但略高一点，则为鼻尖形成的短线。其他标准与NT切面相同。

测量参数及方法：主要观察鼻骨是否存在，怀疑鼻骨短小时，应测量鼻骨长度。

鼻骨的测量：声束尽可能正对胎儿面部，显示前额、额骨、鼻、鼻骨、上下唇、下颌。放大至颜面部占屏幕的2/3以上。此切面可以测量鼻骨长度。测量方法：光标置于鼻骨两端的外缘。

在此切面不应显示眼眶，鼻骨显示不清时，应注意声束入射角是否得当，避免因声束入射角度不当误诊为鼻骨缺如或发育不良，此时应调整声束角度或加扫鼻骨横切面及冠状切面进一步确认鼻骨情况。

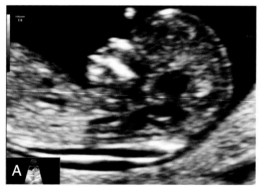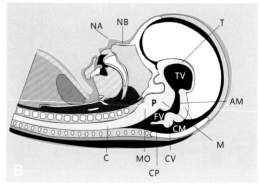

**图4-3 11~13$^{+6}$周胎儿鼻骨扫查模式图及声像图**

A.胎儿鼻骨声像图；B.为图A模式图。

NA：鼻尖NB：鼻骨；TV：第3脑室；AM：中脑导水管；M：中脑；FV：第4脑室；CM：颅后窝池；CV:小脑蚓部；CP：脉络丛；P：脑桥；MO：延髓；C：中央管；T：丘脑。

（4）胎儿颅脑及颜面

检查方法：声束平面从胎儿前额进入，通过胎儿侧脑室对胎儿颅脑进行横切面扫查，即可获得侧脑室水平横切面（图4-4）；然后声束平面以前额为基点，向胎儿尾侧和前方扫查，依次可获得小脑水平横切面（图4-5）、双眼球冠状切面（图4-6）、鼻后三角冠状切面（图4-7）。

①侧脑室水平横切面：可观察到强回声的脑中线把两侧大脑半球分开，两侧大脑半球内主要为侧脑室及其内的脉络丛占据，大脑实质仅表现为侧脑室周围薄层低回声带，强回声脉络丛几乎充满两侧侧脑室。侧脑室横切面主要观察脑中线是否存在，左右大脑半球是否对称等（图4-4）。

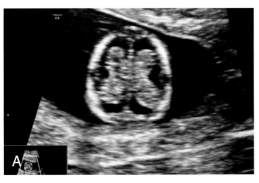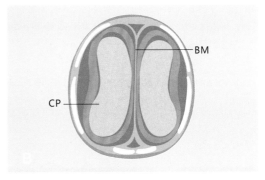

图4-4 胎儿颅脑及颜面扫查方法声像图及模式图
A.侧脑室横切面扫查声像图；B.图A的侧脑室横切面扫查模式图。
BM：脑中线；CP：脉络丛。

②小脑横切面：可观察到脑中线、丘脑、小脑、第四脑室及颅后窝池等。小脑横切面主要观察脑中线是否存在，颅后窝池是否存在等(图4-5)。

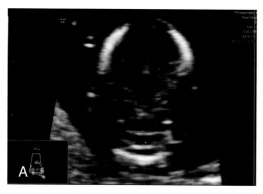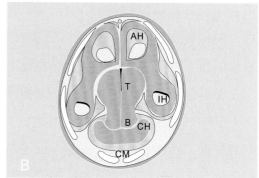

**图4-5 小脑横切面扫查声像图及模式图**

A.小脑横切面扫查声像图；B.图A的小脑横切面扫查模式图。

BM：脑中线；T：丘脑；CB（CH）：小脑；CM：颅后窝池；B：脑干；CV：小脑蚓部；AH：前角；IH：下角。

③双眼球冠状切面：可观察到双眼球、硬腭、下颌骨、双耳等。双眼球冠状切面主要观察双侧眼球是否存在、大小及位置，双耳是否存在，硬腭是否连续完整等(图4-6)。

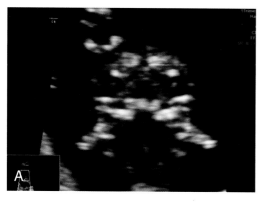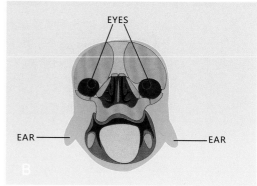

**图4-6 双眼球冠状切面扫查声像图及模式图**

A.双眼球冠状切面扫查声像图；B.图A双眼球冠状切面扫查模式图。

EYES：眼球；EAR：耳。

④鼻后三角冠状切面：可观察到两块鼻骨、上颌骨、上牙槽及下颌骨等结构。鼻后三角冠状切面主要观察鼻骨是否存在，上牙槽是否连续完整等（图4-7）。

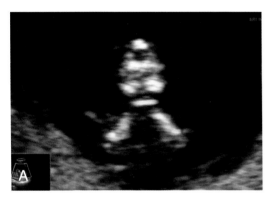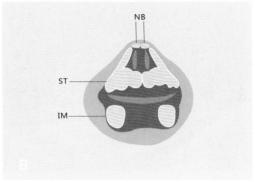

**图4-7 鼻后三角冠状切面扫查声像图及模式图**
A.鼻后三角冠状切面扫查声像图；B.图A鼻后三角冠状切面扫查模式图。
NB：鼻骨；ST：硬腭；IM：下颌骨。

（5）胎儿心脏

检查方法：声束从心尖部入，在膈肌稍上方横切胸腔，即获得心尖四腔心切面（图4-8）；声束平面向胎儿头侧偏斜，即可获得三血管气管切面（3VT，图4-10）图像。

①四腔心切面

观察内容：四腔心切面主要观察心脏位置，心尖指向，心轴，左、右房室大小，房室瓣情况等。

测量参数及方法：三尖瓣频谱的测量（图4-9）。取样门置于三尖瓣口，获得频谱后，观察收缩期（前一心动周期A峰与本周期E峰之间的时期）有无反流，测量反流最高速度并判断反流持续时间是否超过收缩期的1/2。

多普勒角度应尽可能减小（＜30°为宜）；适当增大取样门（≥3mm）及

加快扫描速度有利于获得高质量的频谱。取样门过于靠近房室间隔，以免受到主、肺动脉等的干扰。

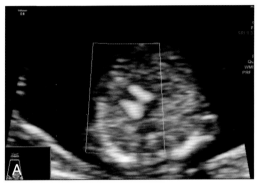
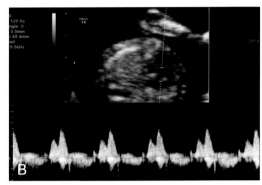
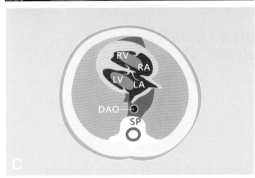

**图4-8 11-13$^{+6}$周胎儿心脏扫查方法及观察内容**

A.四腔心切面扫查声像图；B.三尖瓣频谱图；C.图A的四腔心切面扫查模式图。

LV：左心室；RV：右心室；LA：左心房；RA：右心房；DAO：降主动脉；SP：脊柱。

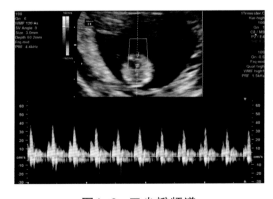

**图4-9 三尖瓣频谱**

②三血管气管切面

观察内容：主要观察肺动脉、主动脉弓、上腔静脉排列关系，血管数目，血管径线，血流方向等。3VT切面显示从左向右依次显示肺动脉、主动脉弓和上腔静脉，肺动脉和主动脉弓排列呈"V"形，两者血流方向相同。彩色多普勒血流成像对这些结构显示更清楚。（图4-10）

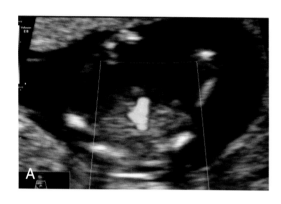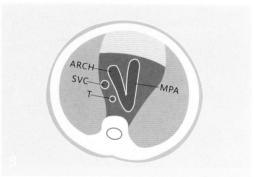

**图4-10 3VT切面扫查声像图和模式图**

A.3VT切面扫查声像图；B.图A的3VT切面扫查模式图。
MPA：主肺动脉；ARCH：主动脉弓；T：气管；SVC:上腔静脉。

（6）胎儿腹部

检查方法：声束通过胎儿上腹部的胃泡、肝脏横断扫查，可获得上腹部横切面图（图4-11），然后声束平面向胎儿尾侧平移扫查，通过脐带腹壁插入口时，可获得脐带腹壁插入口横切面（图4-12）。通过膀胱时，可即获得膀胱水平横切面（图4-13）。

①腹部横切面

观察内容：腹部呈圆或椭圆形，脊柱为横切面，上腹部横切面可见正常胃泡位于左侧，肝脏位于右侧。

测量参数及方法：静脉导管频谱的测量。

静脉导管：在脐静脉近心段和右心房之间寻找流速增快的节段即胎儿静脉导管部位，取样框置于流速增快节段的中部，获得频谱后评价A波的类型（心房收缩期A波消失或反向时为A波异常）。

在头臀径>45mm、胎儿相对静止时测量。多普勒入射角度应<60°；取样门尽可能减小（≤1mm）以降低下腔静脉及肝静脉的频谱信号干扰。

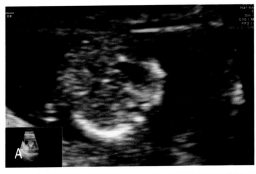
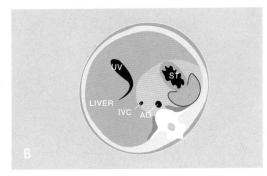
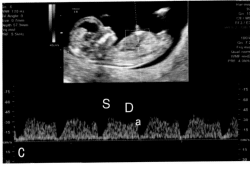

**图4-11 腹部横切面扫查声像图和模式图**
A.腹部横切面扫查声像图；B.图A的腹部横切面扫查模式图；C.静脉导管频谱图。
LIVER：肝；UV：脐静脉；IVC：下腔静脉；AO：腹主动脉；ST：胃泡。

②脐带腹壁插入口横切面

观察内容：可见脐带腹壁入口位于前腹壁中央，与后腹壁脊柱回声连成一直线构成此平面的前后中轴线；观察腹壁完整性与连续性，脐带腹壁入口处位置是否正常、有无包块或肠管外翻等。

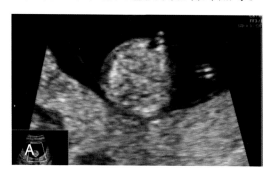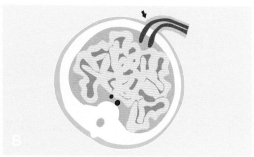

**图4-12 脐带腹壁插入口横切面扫查声像图和模式图**

A.脐带腹壁插入口横切面扫查声像图；B.图A的脐带腹壁插入口横切面扫查模式图。黑色箭头：脐带腹壁入口。

③膀胱水平横切面

可见膀胱位于盆腔内，呈无回声，彩色多普勒模式下在膀胱的两侧各有1根脐动脉，略向脐孔处旋转探头，可见脐血管在腹正中处进入脐带内。观察脐动脉数目，膀胱位置、大小及壁的厚度等。

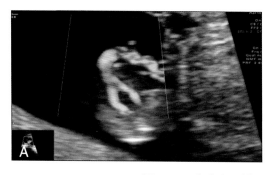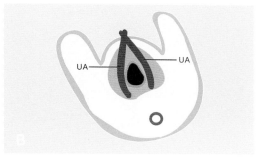

**图4-13 膀胱水平横切面扫查声像图和模式图**

A.膀胱水平横切面扫查声像图；B.图A的膀胱水平横切面扫查模式图。UA：脐动脉。

（7）胎儿肢体

检查方法：声束平面通过一侧上肢作冠状或矢状扫查，即可获得一侧上肢冠状或矢状切面（图4-14）；声束平面通过一侧下肢作冠状或矢状扫查，即可获得一侧下肢冠状或矢状切面（图4-15）。对每一肢体按此方法逐一扫查，不漏检任何一条肢体。

①上肢冠状或矢状切面

观察内容：应显示上臂及其内的肱骨，前臂及其内尺、桡骨，手掌及手指。骨的长度、回声强度、数目及形态，肢体是否存在或缺如，手的形态是否正常。此孕期胎儿呈张手状态，易观察到手指数目。

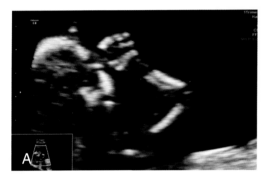 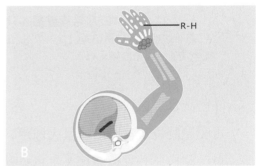

**图4-14 11~13$^{+6}$周胎儿肢体扫查声像图和模式图**
A.上肢扫查声像图；B.图A的上肢扫查模式图。
R-H：右手。

②下肢冠状或矢状切面：应显示大腿及其内的股骨，小腿及其内胫、腓骨，足。主要观察骨的长度、回声强度、数目及形态，肢体是否存在或缺如，足形态是否正常。

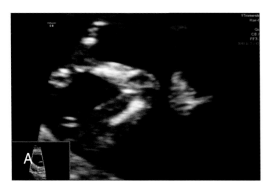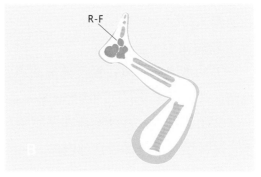

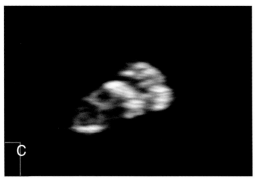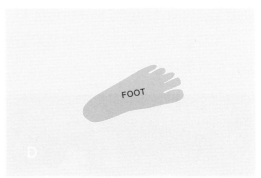

**图4-15 右下肢矢状切面声像图和模式图**

A.右下肢矢状切面声像图；B.图A的右下肢矢状切面模式图；

C.足底横切面声像图；D.图C的足底横切面模式图。

R-F：右足；FOOT：足。

（8）胎盘

检查方法：全面扫查胎盘，在胎盘表面寻找，发现脐带插入胎盘时，以插入口为中心行360°扫描。正常胎盘附着于子宫肌层内侧，呈圆盘状，在胎盘入口处的脐带与胎盘表面的脐血管呈"人"字形。应使用彩色或能量多普勒显示胎盘脐带入口处（图4-16）。

观察内容

①胎盘内部回声：发现异常回声，如占位、囊肿及绒毛膜下较大范围的液性暗区（长径＞5cm），应予记录。

②胎盘位置：判断胎盘在子宫内的附着位置，并观察胎盘与宫颈内口的关系。除非胎盘完全覆盖宫颈内口，一般在早孕期不做前置胎盘的提示。

③剖宫产瘢痕：对于剖宫产术后再次妊娠的孕妇，应着重观察胎盘与瘢痕的关系，以除外瘢痕妊娠及胎盘植入。

④脐带胎盘入口处：观察脐带胎盘入口的位置以除外球拍状胎盘、帆状胎盘、血管前置等。

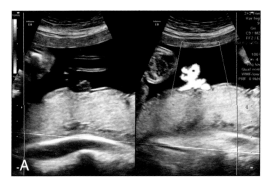 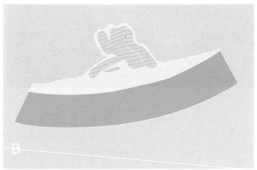

**图4-16 脐带胎盘入口扫查声像图和模式图**

A.脐带胎盘入口扫查声像图；B.图A的脐带胎盘入口扫查模式图。

（9）羊水

检查方法：全面显示子宫范围内的羊水分布情况。

观察内容：羊膜囊形态是否饱满，和胎儿肢体是否有粘连，胎儿躯体是否完全位于羊膜囊内。

测量参数及方法：测量最大羊水池深度。

探头垂直于孕妇腹壁，测量最大羊水池深度。

（10）宫颈

检查方法：经腹扫查，探头置于耻骨联合上方，纵切宫颈，显示宫颈管。

观察内容：宫颈内口及宫颈内口与胎盘下缘位置关系。

## 二、中孕期产前超声检查规范

（一）中、晚期妊娠一般产前超声检查（Ⅰ级产前超声检查）

1.适应症

适合所有孕妇，主要适合于有以下适应症的孕妇：估测孕周、评估胎儿大小、确定胎方位、怀疑异位妊娠、胎动消失、怀疑羊水量异常、胎头倒转术前、胎膜早破、胎盘位置及胎盘成熟度评估。

2.检查内容

①胎儿数目；②胎方位；③观察并测量胎心率；④胎儿生物学测量：双顶径、头围、股骨长度、腹围；⑤胎儿附属物：胎盘：观察胎盘位置、测量厚度、评估胎盘成熟度；羊水量：测量羊水最大深度。

3.必留切面：丘脑水平横切面、上腹部横切面、股骨长轴切面、测量胎心率图。

4.注意事项

①一般产前超声检查（Ⅰ级）主要进行胎儿主要生长参数的检查，不进行胎儿解剖结构的检查，不进行胎儿畸形的筛查。

②若检查医师发现胎儿异常，超声报告需做出具体说明，并转诊或建议系统产前超声检查（Ⅲ级）。

（二）中、晚期妊娠产前超声检查（Ⅱ级产前超声检查）

按卫生部《产前诊断技术管理办法》（卫基妇发[2002]307号）规定，初步筛查六大类畸形：无脑儿、严重脑膨出、严重开放性脊柱裂、严重胸腹壁缺损伴内脏外翻、单腔心、致死性软骨发育不良。

1.适应症

适合所有孕妇，除一般产前超声检查（Ⅰ级）适应症以外，还适用于有以下适应症：孕妇阴道出血、孕妇下腹痛等。

2.检查内容

①胎儿数目；②胎方位；③观察并测量胎心率；④胎儿生物学测量：双顶径、头围、股骨长度、腹围；⑤胎儿解剖结构检查：胎儿头颅：观察颅骨强回声环。观察颅内重要结构：大脑半球、脑中线、侧脑室、颅后窝池。胎儿心脏：显示并观察四腔心切面。怀疑胎儿心脏畸形者应建议进行系统产前超声检查（Ⅲ级）或胎儿超声心动图检查（Ⅳ级）。胎儿脊柱：通过脊柱矢状切面观察脊柱，必要时可加做脊柱冠状切面及横切面。胎儿腹部：观察腹壁、肝、胃、双肾、膀胱、脐带腹壁入口。胎儿四肢：显示一侧股骨并测量股骨长。

⑥胎儿附属物：胎盘：观察胎盘位置、测量厚度、评估胎盘成熟度。

羊水量：测量羊水最大深度。⑦孕妇子宫：主要观察宫颈内口。如孕妇提供子宫肌瘤病史，在许可情况下，评估肌瘤位置及大小。

3.建议存留以下超声图像

丘脑水平横切面、小脑水平横切面、四腔心切面、上腹部横切面、脐带腹壁入口腹部横切面、膀胱水平横切面、双肾横切面、脊柱矢状切面、股骨长轴切面、孕妇宫颈管矢状切面、测量胎心率图。

4.注意事项

常规产前超声检查（Ⅱ级）最少应检查以上胎儿解剖结构。但有时因胎位、羊水过少、母体因素等影响，超声检查并不能很好地显示这些结构，超声报告需做出说明。检查时间：比较适宜在妊娠18~24周进行。

（三）中、晚期妊娠产前超声检查（Ⅲ级产前超声检查）

1.适应症

适合所有孕妇，尤其适合有以下适应症的孕妇：一般产前超声检查（Ⅰ

级）或常规产前超声检查（Ⅱ级）发现或疑诊胎儿畸形、有胎儿畸形高危因素者。如有条件应在妊娠18~24周进行系统胎儿超声检查。

2.检查项目

基本项目：应观察并报告双顶径、头围，颅骨是否完整，描述胎儿数目、胎方位及胎儿大小，脐带有无绕颈，羊水最大深度。描述胎盘附着位置，胎盘厚度，胎盘成熟度。

颅脑：脑中线的位置，侧脑室是否增宽，小脑形态及小脑蚓部的完整性。

颜面部：应观察并报告上唇皮肤是否连续。

脊柱：应观察并报告各段脊柱椎体排列形态是否正常，脊柱弯曲度是否正常，脊椎骨是否呈平行排列，有无椎体连续性中断。

胸腔：应观察并报告肺脏、心脏位置是否正常，脊柱弯曲度是否正常，脊椎骨是否呈平行排列，有无椎体连续性中断。

心脏：应测量胎儿心率，描述心律、心脏大小、左右房室对称性、四腔心切面、左右心室流出道切面，以及依据超声心动图检查适应症选择超声心动图检查。

腹部脏器：描述腹壁是否完整，肝、胃、双肾及膀胱形态、脐血管。

四肢：测量股骨，应观察并报告肱骨、尺桡骨、股骨、胫腓骨。

3.建议存留以下超声图像

丘脑水平横切面、侧脑室水平横切面、小脑水平横切面、鼻唇冠状切面、双眼球水平横切面、四腔心切面、左室流出道切面、右室流出道切面、上腹部横切面、脐带腹壁入口腹部横切面、脐动脉水平膀胱横切面、双肾横切面、脊柱矢状切面、肱骨长轴切面（左、右）、尺桡骨长轴切面（左、右）、股骨长轴切面（左、右）、胫腓骨长轴切面（左、右）、孕妇宫颈管矢状切面、测量胎心率图。

4.注意事项

①虽然系统产前超声检查（Ⅲ级）对胎儿解剖结构进行系统筛查，胎儿主要解剖结构通过上述各切面得以观察与显示，但期望所有胎儿畸形都能通过系统产前超声检查检出是不现实也是不可能的。目前国内外文献报道部分胎儿畸

形产前超声检出率如下，供参考。

无脑儿的产前超声检出率：87%以上。

严重脑膨出的产前超声检出率：77%以上。

开放性脊柱裂的检出率为61%~95%。

严重胸腹壁缺损伴内脏外翻的产前超声检出率：60%~86%。

胎儿唇腭裂的产前超声总检出率：26.6%~92.54%。

单纯腭裂的产前超声检出率：0~1.4%。

膈疝的产前超声检出率：60.0%左右。

房间隔缺损的产前超声检出率：0~5.0%。

室间隔缺损的产前超声检出率：0~66.0%。

左心发育不良综合征的产前超声检出率：28.0%~95.0%。

法洛四联症的产前超声检出率：14.0%~65.0%。

右室双出口的产前超声检出率：70.0%左右。

单一动脉干的产前超声检出率：67.0%左右。

消化道畸形的产前超声诊断率：9.2%~57.1%。

胎儿肢体畸形的产前超声检出率：22.9%~87.2%。

②系统产前超声检查（Ⅲ级）受一些潜在因素影响，如孕妇腹壁脂肪厚可导致声衰减，图像质量差；胎儿某些体位可影响一些部位观察（如正枕前位难以显示胎儿颜面部、心脏观察困难，胎儿面贴近宫壁难以显示颜面部等）；羊水过多时胎儿活动频繁，难以获取标准切面；羊水过少时缺乏良好的羊水衬托，胎儿结构显示难度加大等。因此，当一次超声检查难以完成所有要求检查的内容，应告知孕妇并在检查报告上提示，建议复查或转诊。

③系统产前超声检查（Ⅲ级）建议在孕20~24周进行。

5.检查方法

（1）丘脑水平横切面

检查方法：声束从胎儿颅骨的颞侧进入，横切胎儿颅脑，声束垂直于脑中线。要求清楚显示脑中线、透明隔腔、两侧丘脑对称及丘脑之间的裂隙样第三脑室。同时，环状颅骨高回声呈椭圆形，左右对称（图4-17）。

观察内容：①环状颅骨高回声：呈椭圆形，左右对称，完整连续，有时在环状颅骨高回声的两侧由于声束的入射角过大（>20°），会出现回声失落。

②脑中线：在此切面上脑中线居中，不连贯。

③透明隔腔：在脑中线的前1/3处，呈方形或梯形无回声，左右两侧见等号样强回声。

④丘脑：位于图像中央、中线两侧，呈对称的卵圆形低回声。

⑤第三脑室：两侧丘脑中间的缝隙为第三脑室，其宽度正常时小于2mm。大脑及大脑外侧裂可清楚显示。

测量参数及方法：在此切面测量双顶径及头围。测量透明隔腔。

双顶径（BPD）的测量方法：测量近端颅骨骨板外缘至远端颅骨内缘的距离。

头围（HC）的测量方法：利用超声设备具有椭圆形测量功能，可以将椭圆形测量标尺放置于颅骨回声的外缘直接测量HC。

透明隔腔的测量方法：测量透明隔腔无回声的最大左右径，将取样点放置于两侧等号样强回声的内侧缘，正常透明隔腔左右径不大于10mm。

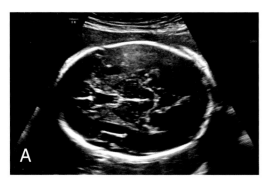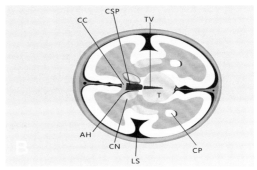

**图4-17 丘脑水平横切面扫查声像图及模式图**

A.丘脑水平横切面扫查声像图；B.图A的丘脑水平横切面扫查模式图。

T：丘脑；CN：尾状核；AH：前角；CSP：透明隔腔；LS：外侧裂；CP：脉络丛；CC：胼胝体；TV：第三脑室。

（2）侧脑室水平横切面

检查方法：在获得丘脑水平横切面后，声束平面平行向胎儿头顶方向稍移动或探头由颅顶部向下方平行移动，即可获此切面。侧脑室后角显示清楚，图像可显示两侧丘脑、脑中线。侧脑室额角侧壁几乎和大脑镰相平行，枕角向两侧分开离脑中线较远（图4-18）。

观察内容：环状颅骨高回声、脑中线、透明隔腔、丘脑、第三脑室、大脑、大脑外侧裂的图像特征与丘脑水平横切面相似，但在此切面上侧脑室后角内有高回声脉络丛，前角可显示侧壁，几乎与大脑镰平行。

测量参数及方法：测量后角宽度与前角侧壁到脑中线的距离，可判断有无脑室扩张及脑积水，整个妊娠期间，胎儿侧脑室后角宽度均应小于10mm。中孕期，由于侧脑室内脉络丛呈高回声，其远侧的大脑皮质回声低或极低，应注意和侧脑室扩张或脑积水相区别。

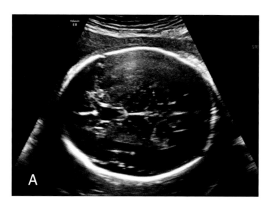 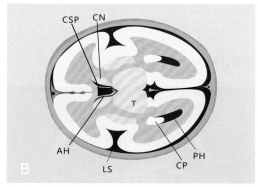

**图4-18 侧脑室水平横切面扫查声像图和模式图**
A.侧脑室水平横切面扫查声像图；B.图A的侧脑室水平横切面扫查模式图。
T：丘脑；CN：尾状核；AH：前角；CSP：透明隔腔；
LS：外侧裂 Cp：脉络丛；Ph：后角。

（3）经小脑横切面

检查方法：在获得丘脑平面后声束略向尾侧旋转，即可获此切面。要求同时显示清晰的小脑半球且左右对称以及前方的透明隔腔，环状颅骨高回声左、右对称,呈椭圆形（图4-19）。

观察内容：①颅骨强回声环、脑中线、透明隔腔、丘脑、第三脑室、大脑、大脑外侧裂的图像特征与丘脑水平横切面相似。

②在此切面上小脑半球呈对称的球形结构，最初为低回声，随着妊娠的进展其内部回声逐渐增强，晚孕期显示出一条条排列整齐的高回声线为小脑裂，两侧小脑中间有高回声的蚓部相连。蚓部的前方有第四脑室，后方有颅后窝池。

③大脑脚位于小脑前方，丘脑后下方，属于中脑的构成部分，在声像上呈类圆形的低回声结构。

测量参数及方法：测量小脑横径、颅后窝池、颈褶厚度。

小脑横径测量方法：取样点放置于左右小脑半球的两侧边缘处，正常小脑横径随孕周而逐渐增长。在孕24周前，小脑横径约等于孕周(以mm为单位，如20mm即为孕20周)，孕20～38周平均增长速度为每周1～2mm，孕38周后平均增长速度为每周0.7mm。

颅后窝池宽度测量方法：取样点放置于小脑蚓部后缘及颅骨强回声内缘，正常中孕时颅后窝池宽度小于10mm。

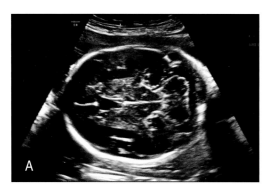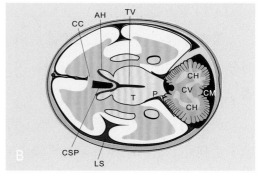

**图4-19 小脑水平横切面扫查声像图和模式图**

A.小脑水平横切面扫查声像图；B.图A的小脑水平横切面扫查模式图。

T：丘脑；CC：胼胝体；AH：前角；CSP：透明隔腔；LS：外侧裂；TV：第三脑室；

CH：小脑半球；CV：小脑蚓部；CM：颅后窝池；P：大脑脚。

（4）双眼球横切面

检查方法：以标准双顶径测量平面为基准，探头向颅底方向平行移动，可显示双眼球切面，探头尽可能移向胎儿面部前方进行横切扫查。以胎儿双侧眼球及晶状体同时显示且双侧眼球大小相等、晶状体大小相似的横切面（图4-20）。

观察内容：可显示双侧晶状体及眼球，且双侧晶状体及眼球大小基本相等。

测量参数及方法：常用于测量胎儿眼外距、眼内距，并计算眶间距之比（眼内距/眼外距）。游标置于眶内缘处进行测量，正常胎儿眶间距之比约为1：3。

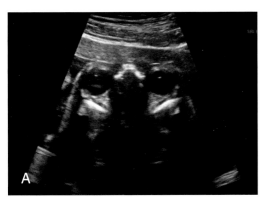
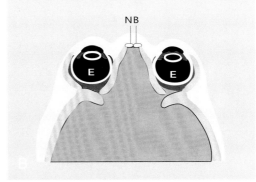

**图4-20 双眼球横切面扫查声像图和模式图**

A.双眼球横切面扫查声像图；B.图A的双眼球横切面扫查模式图。

NB：鼻骨；E：眼球。

（5）颜面部正中矢状切面

检查方法：在横切面的基础上，将探头倾斜，使声束的方向尽量与横切面的声束垂直，再平行移动声束平面，声束平面通过胎儿鼻尖处作矢状切面扫查可获得此切面（图4-21）。

观察内容：前额、鼻根、鼻梁、鼻尖、鼻柱、上唇、口裂、下唇、下颌及其深部的骨性结构如额骨、鼻骨、上颌骨牙槽突及其内的乳牙、下颌骨牙槽突及其内的乳牙，还可观察到口腔及其内的舌，下巴则表现为有一定曲度的S形。

测量参数及方法：鼻骨的测量。

鼻骨的测量方法：切面要求鼻尖显示的同时只显示鼻柱，不能显示鼻孔，不能显示眼眶回声。测量光标置于鼻骨强回声上下两端的外缘。

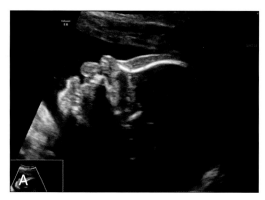 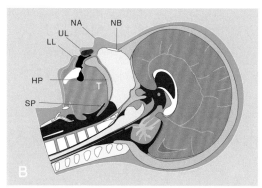

**图4-21 颜面部正中矢状切面扫查声像图和模式图**

A.颜面部正中矢状切面扫查声像图；B.图A的颜面部正中矢状切面扫查模式图。
NA：鼻；UL：上唇；LL：下唇；HP：硬腭；SP：软腭；T：舌；NB：鼻骨。

（6）颜面部冠状切面

检查方法：在获得测量双顶径的平面后，探头旋转90°进行冠状切面扫查，即可获得颅内结构的冠状切面，再将声束平面平行向颜面部方向移动，可以获得一系列颜面部冠状切面图像，声束平面通过鼻、上唇、下唇及颏部，即可获得鼻唇冠状切面（图4-22）。

观察内容：①可显示鼻的外形、双侧鼻孔、鼻翼、鼻柱。②上唇及人中、下唇是否连续完整、颏部及口角的观察。

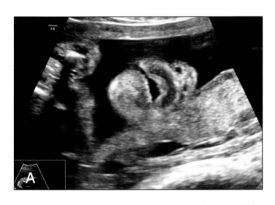 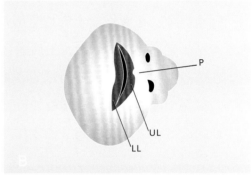

**图4-22 鼻唇冠状切面扫查声像图和模式图**

A.鼻唇冠状切面扫查声像图；B.图A的鼻唇冠状切面扫查模式图。

LL：下唇；UL：上唇；P：人中。

（7）脊柱超声扫查

包括脊柱矢状面、脊柱冠状切面、脊柱横切面。主要了解脊柱的连续性、弯曲情况(包括后凸、侧凸等)、长度，表面皮肤及皮下组织的连续性、有无包块突出，椎体及椎弓形态、大小、数目及骨化程度，椎管形态、宽度及其内脊髓情况等（图4-23）。

①脊柱矢状面

检查方法：声束平面从胎儿的背部或腹部进入，作正中矢状切面扫查，即可获得脊柱的矢状切面一般主张从胎儿背部入射，脊柱图像更清楚。

观察内容：在此切面上脊柱呈两行排列整齐的串珠状平行高回声带，从枕骨延续至骶尾部并略向后翘，最后融合在一起。

在腰段膨大，两高回声带增宽，两高回声带之间为椎管，其内有脊髓、马尾等，妊娠中晚期，在2，3腰椎处可见脊髓圆锥。

此切面可显示出脊柱的全长及其表面皮肤的覆盖情况。

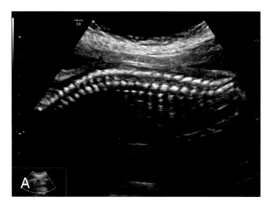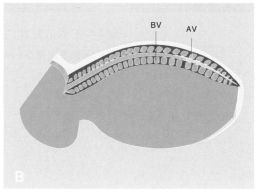

**图4-23 脊柱切面扫查声像图和模式图**
A.脊柱矢状切面扫查声像图；B.图A的脊柱矢状切面扫查模式图。
BV：椎体；AV：椎弓。

②脊柱冠状切面

检查方法：探头移向胎儿的两侧从腋后线纵切胎儿脊柱，可获得脊柱的冠状切面（图4-24）。

观察内容：在近腹侧的冠状切面上可见整齐排列的3条平行高回声带，中间一条反射回声来自椎体，两侧的来自椎弓骨化中心。在近背侧的冠状切面上，脊柱仅表现为由椎弓骨化中心组成的两条平行高回声带，中央的椎体骨化中心不显示。

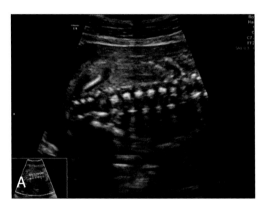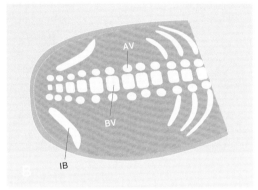

**图4-24 脊柱冠状切面扫查声像图和模式图**

A.脊柱冠状切面扫查声像图；B.图A的脊柱冠状切面扫查模式图。
BV：椎体；AV：椎弓；IB：髂骨。

③脊柱横切面

检查方法：在矢状切面的基础上，探头旋转 90° 时，即获得脊柱横切面（图4-25）。

观察内容：在此切面上脊柱表现为 3 个高回声骨化中心，呈"品"字排列，位于背部两侧高回声骨化中心为椎弓板，呈"八"字形排列，位于前方中间的高回声骨化中心为椎体。脊柱表面皮肤完整，脊髓呈低回声。

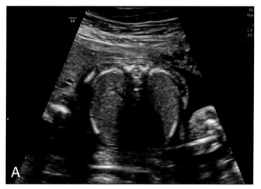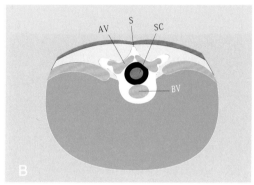

**图4-25 脊柱横切面扫查声像图和模式图**

A.脊柱横切面扫查声像图；B.图A的脊柱横切面扫查模式图。
BV：椎体；AV：椎弓；SC：脊髓；S：棘突。

（8）四肢超声扫查

①胎儿上肢超声扫查

包括肩胛骨横切面、肱骨长轴切面、前臂纵切面和横切面、手切面。

A.肩胛骨横切面

检查方法：声束通过双侧肩胛骨对胎儿上胸部作横切面，即可获得肩胛骨横切面（图4-26）。

观察内容：该切面上肩胛骨位于背部两侧，紧贴骨性胸廓表面，左右对称，呈"八"字形短棒状强回声，脊柱为横切面。了解肩胛骨是否存在、左右是否对称、有无发育不良或缺如等。

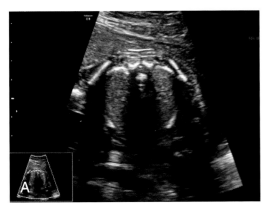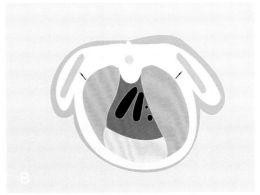

**图4-26 肩胛骨横切面扫查声像图及模式图**

A.肩胛骨横切面扫查声像图；B.肩胛骨横切面扫查模式图。
箭头所指为肩胛骨。

B.肱骨长轴切面

检查方法：沿一侧肩胛骨的肩峰方向寻找该侧的肱骨并显示肱骨短轴切面，探头旋转90°后即可显示肱骨长轴切面。正常骨化良好的肱骨呈平直的高回声，后方伴明显声影。在肩关节侧可见低回声肱骨头，在肘关节侧可见肱骨髁（图4-27）。

观察内容：主要了解肱骨形态、有无骨折与弯曲、长度及骨化程度、肱骨头内次级骨化中心等。正常肱骨呈平直的高回声，后方伴明显声影，肱骨头内次级骨化中心在36~40周后出现，可被超声检出。

测量参数及方法：测量肱骨长度。

清晰显示骨干两端骨化的干骺端，测量骨化的干骺端之间的最长直线距离，超声入射线与股骨的夹角，通常建议在45°~90°之间。每个标尺放置在骨干两侧骨化的干骺端边缘，不包括远侧的骨骺，注意避免形成三角形凸出状的伪影，可造成股骨边缘延伸的假象并引起测量误差。

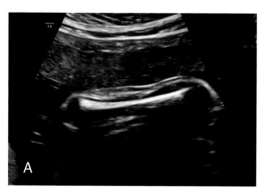 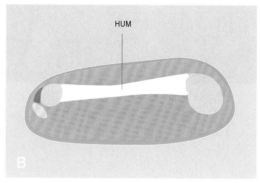

**图4-27 肱骨长轴切面扫查声像图和模式图**
A.肱骨长轴切面扫查声像图；B.图A的肱骨长轴切面扫查模式图。
HUM：右侧肱骨。

C.前臂纵切面和横切面

检查方法：显示肱骨后，沿着上肢的自然伸展方向追踪显示出前臂尺、桡骨纵切面，然后探头旋转90°横切前臂，可获得前臂横切面，进一步确认前臂有尺、桡两骨。正常前臂内尺、桡两骨初级骨化中心远端在同一平面上，但尺骨初级骨化中心较桡骨长，其近端两骨不齐平，尺骨较桡骨长，更靠近肱骨，超声可据此区别尺骨和桡骨，有时纵切面仅能显示前臂内1根骨，此时需横切前臂辅助诊断（图4-28）。

观察内容：主要了解前臂内骨骼的数目、形态、有无骨折与弯曲、长度及骨化程度等。

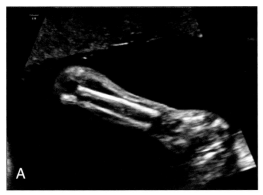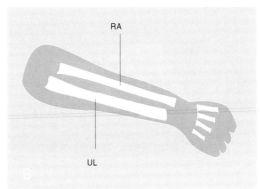

**图4-28 前臂冠状切面扫查声像图和模式图**
A.前臂冠状切面扫查声像图；B.图A的前臂冠状切面扫查模式图。
RA：桡骨；UL：尺骨。

D.手切面

检查方法：在获得前臂纵切面后，探头此时继续向前臂末端扫查，显示出手腕、手掌及掌骨、手指及指骨回声，并观察手的姿势及其与前臂的位置关系。胎儿手呈张手状态时，手掌、掌骨、手指及其内指骨均可清晰显示；手呈紧握拳状时，切面上手呈握拳状，手指显示不清（图4-29）。

观察内容：主要观察胎儿手指的数目和形态、结构、大拇指的有无、形态、结构、大拇指与其余四指的相互关系以及其与手掌、手腕的关系、手的姿势等。观察手指与指骨时应尽可能观察到其冠状切面而不是短轴切面。

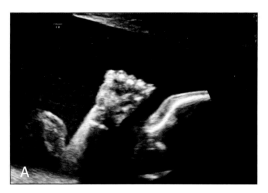 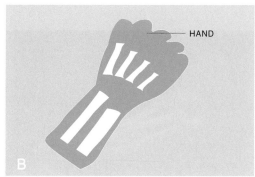

**图4-29 手指冠状横切面扫查声像图和模式图**

A.手指冠状横切面扫查声像图；B.图A的手指冠状横切面扫查模式图。
HAND：手。

②胎儿下肢超声扫查

包括髂骨横切面、股骨长轴切面、小腿长轴切面与横切面、足底平面。

A.髂骨横切面

检查方法：声束通过双侧髂骨对胎儿盆腔作横切面，即可获得髂骨横切面。髂骨位于盆腔背部两侧，左右对称，呈"八"字形短棒状高回声，脊柱为横切面（图4-30）。

观察内容：了解髂骨是否存在、左右是否对称、有无发育不良或缺如等。此外，此切面可测量髂骨角大小，髂骨角增大可作为胎儿染色体异常尤其是21-三体的软指标之一。

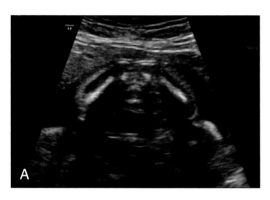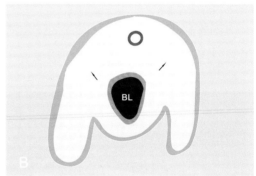

**图4-30 正常胎儿下肢扫查声像图和模式图**
A.髂骨横切面扫查声像图；B.图A的髂骨横切面扫查模式图。
Bl：膀胱；箭头所示为髂骨。

B.股骨长轴切面

检查方法：沿一侧髂骨的髋关节方向寻找该侧股骨并显示股骨短轴切面，探头旋转90°后即可显示股骨长轴切面。熟练后也可直接显示出股骨长轴切面。正常骨化良好的股骨呈平直的高回声，后方伴明显声影，近端有低回声的股骨头和大转子， 远端有骺软骨（图4-31）。

观察内容：主要了解股骨形态、有无骨折与弯曲、长度及骨化程度， 正常股骨呈平直的高回声、后方伴明显声影。

测量参数及方法：测量股骨长度。

清晰显示骨干两端骨化的干骺端，测量骨化的干骺端之间的最长直线距离，超声入射线与股骨的夹角，通常建议在45°～90°之间。每个标尺放置在骨干两侧骨化的干骺端边缘，不包括远侧的骨骺，注意避免形成三角形凸出状的伪影，可造成股骨边缘延伸的假象并引起测量误差。

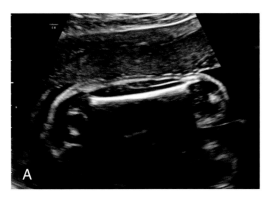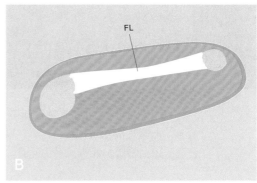

**图4-31 股骨长轴切面扫查声像图及模式图**
A.股骨长轴切面扫查声像图；B.图A的股骨长轴切面扫查模式图。
Fl：股骨。

C.小腿长轴切面与横切面

检查方法：显示股骨后，沿着下肢的自然伸展方向追踪显示出小腿内胫、腓骨纵切面，然后探头旋转90°横切小腿，可获得小腿横切面，进一步确认小腿内的胫、腓两骨。正常小腿内有胫、腓两骨初级骨化中心，两骨上下两端均齐平，胫骨位于小腿内侧较粗，腓骨位于小腿外侧较细，超声可据此区别胫骨和腓骨，有时纵切面仅能显示小腿内1根骨，此时需横切小腿辅助诊断（图4-32）。

观察内容：主要了解小腿内骨骼的数目、形态、有无骨折与弯曲、长度及骨化程度等。

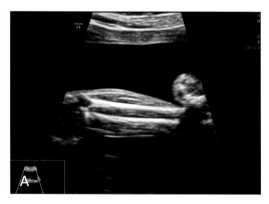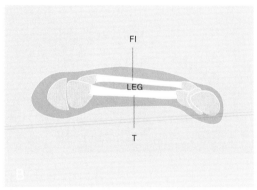

**图4-32 小腿冠状切面扫查声像图和模式图**

A.小腿冠状切面扫查声像图；B.图A的小腿冠状切面扫查模式图。
LEG：小腿；FI：腓骨；T：胫骨。

D.足底平面

扫查方法及要求：显示小腿纵切面后，探头此时继续向足方向移动，到足水平探头旋转90°，即可获得足底平面。此切面上同时显示足底前端足趾（前足部）、足弓（中足部）和足跟（后足部）（图4-33）。

观察内容：主要观察胎儿足趾的数目和形态、结构以及足与小腿的关系、足的姿势等。正常足与小腿骨骼的关系是小腿骨与足底平面垂直，即在显示小腿骨骼长轴切面时，只能显示足跟部或显示足背足底矢状切面，不能显示足底平面。

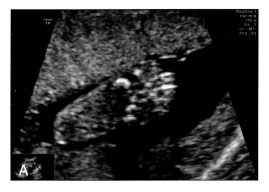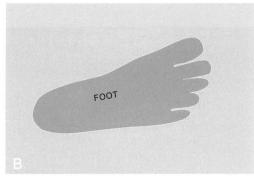

**图4-33 足底平面扫查声像图和模式图**

A.足底平面扫查声像图；B.图A的足底平面扫查模式图。
FOOT：足。

（9）正常胎儿肺与膈肌超声扫查

包括双肺横切面、双肺与膈肌矢状切面、双肺与膈肌冠状切面。

①双肺横切面

检查方法：探头与胎儿长轴垂直横切于胸部，包含两条对称的完整肋骨，即四腔心切面（图4-34）。

观察内容：正常胎儿胸部轮廓规则，强回声的肋骨完整且有正常弯曲，无变形，可见外围软组织及皮肤层。胸椎位于背侧正中，胸骨位于前胸部正中，胸骨在第二孕期末开始骨化。心脏面积约占胸廓面积的1/3，其中2/3位于左侧胸腔内，心尖指向左前方。双肺呈半月形包绕心包及其内的心脏，两侧基本对称，双肺呈高回声，内回声均匀一致，未见明显占位及异常回声，随孕周进展，肺脏回声逐渐增强，没有纵隔移位的表现，纵隔局部没有包块，心脏未见移位及受压。胸腺位于心脏三血管切面前方。

测量参数及方法：必要时，测量胸围、肺周长、肺体积。

胸围的测量方法：四腔心水平胸腔横切面为测量胸围的标准切面。沿肋骨外缘测量胸围周长，不包括皮肤及皮下脂肪层。

肺周长的测量方法：取四腔心切面，清晰显示双侧肺脏与胸壁、心脏的交界面，沿肺脏外缘描绘测量肺周长。

肺体积的测量方法：可根据二维超声测量肺的各个径线再通过公式计算体积，也可直接利用三维超声计算软件得出体积。

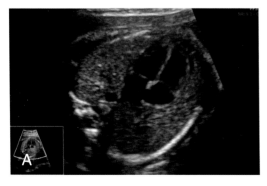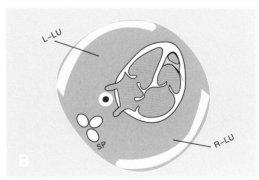

**图4-34 双肺横切面声像图及模式图**

A.双肺横切面声像图；B.图A的双肺横切面模式图。

L-LU：左肺；R-LU：右肺；SP：脊柱。

②双肺与膈肌矢状切面

检查方法：声束平面从胎儿胸部左侧或右侧前方或后方进入，通过左、右肺做胎儿胸腔矢状切面扫查，可获得左或右肺矢状切面。要求清楚显示双肺，尾侧可观察到膈肌和胃泡（图4-35）。

观察内容：主要观察肺、膈肌，心脏和胃泡回声相对于膈肌的位置以及胸腔内有无异常回声。正常情况下，肺呈均质回声，回声强度略高于肝脏。膈肌呈弧形低回声薄带结构，凸面向胸腔，分隔胸腔和腹腔，胃位于膈肌下方腹腔左侧，心位于膈肌上方胸腔内，肝位于膈下腹腔右侧。

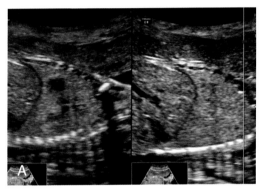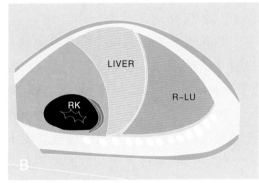

**图4-35 双肺与膈肌矢状切面扫查声像图和模式图**

A. 双肺与膈肌矢状切面扫查声像图；B. 右肺与膈肌矢状切面扫查模式图。

LIVER：肝；R-LU：右肺；RK：右肾。

③双肺与膈肌冠状切面

检查方法：声束平面从胎儿胸部左侧或右侧近似腋中线进入，通过双肺做胸腔冠状切面扫查（图4-36）。

观察内容：左、右肺肺尖基本位于同一水平，右肺下界略高于左肺，双肺呈高回声，均匀一致。膈肌呈完整的低回声带，凸向胸腔，将胸腔与腹腔内容物(如肝、胃及肠等)分开，胃位于膈肌下方腹腔左侧，肝位于膈肌下方腹腔右侧，心位于膈肌上方胸腔。

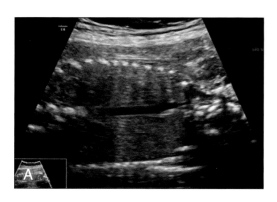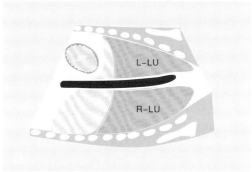

**图4-36 双肺与膈肌冠状切面扫查声像图和模式图**

A. 双肺与膈肌冠状切面扫查声像图；B. 图A的双肺冠状切面扫查模式图。
R-LU：右肺；L-LU：左肺；ST：胃泡。

（10）上腹部横切面（腹围平面）

检查方法：探头在孕妇腹部沿胎儿纵轴方向由头侧向足侧移动，显示胎儿腹部脏器后旋转探头90° 做垂直于脊柱的胎儿腹部横切面。尽可能呈圆形，两侧肋骨对称，需显示胃泡和脐静脉，不应显示肾脏或胸腔脏器（图4-37）。

观察内容：

①腹壁及背部全层连续完整；脊柱椎体横断面显示椎体及两侧椎弓的骨化中心呈"品"字形强回声结构。

②产前超声最早可在9周发现胎儿左上腹无回声的胃泡图像，呈无回声的椭圆形或牛角形结构，可见蠕动,胃的大小随孕周的增大而增大,大小变化范围较大，明显受胎儿吞咽羊水及胃排空的影响,因此不同的胎儿胃的大小可不同，同一胎儿在不同时刻检查亦可不同。肝脏大部分位于右侧，少部分位于中线偏左，呈均匀一致等回声，回声略高于肺组织，内无占位。脐静脉正对脊柱，向上向后走行，弯向右侧，入肝组织和门静脉窦，在门静脉窦处经静脉导管入下腔静脉，呈弧形管状结构，CDFI可见管腔内血流信号充盈良好，多普勒频谱为单相静脉频谱。胆囊位于脐静脉右侧，近腹壁但与腹壁不相连，呈梨形或长茄形，内呈无回声，透声好，内部及周边无异常回声及占位。

③脊柱左前方可见一管状结构横断面，为腹主动脉，腹主动脉右前方可见另一管状结构横断面，为下腔静脉，CDFI均可见管腔内血流信号充盈良好，颜色不同（血流方向相反）。

④脊柱两侧近背部可见双侧肾上腺，右侧肾上腺位于下腔静脉后、右侧膈肌脚的侧面，左肾上腺位于左侧膈脚和腹主动脉侧，右侧肾上腺呈三角形，左侧肾上腺呈新月形，周围为低回声的皮质，中央为线条状强回声的髓质，随孕周增加，中央强回声线可逐渐增厚。

⑤正常胎儿的脾脏位于胃泡的左后方，左侧肾上腺的外侧，超声显示呈等

回声的"月牙"形或三角形，内部回声均匀。

测量参数及方法：测量腹围。必要时测量胃泡。

腹围的测量方法：腹围应于皮肤线外缘进行测量，可用超声设备的椭圆形功能进行直接测量。

胃泡的测量方法：胃泡长径测量为无回声最大长轴切面上的最大径（形态呈弯曲状时用折线法测量长径），前后径为同一切面上垂直于长径的最大径线。左右径为垂直于最大长轴切面的胃体横切面上的左右最大径线。注意测量的前后径及左右径均为针对该脏器长轴而言，而非针对胎儿体位而言。

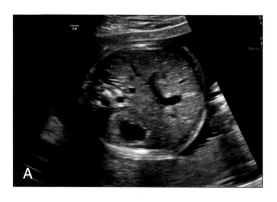 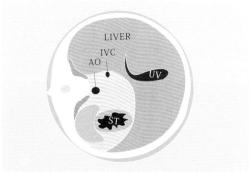

**图4-37 腹部横切面扫查声像图和模式图**

A.腹部横切面扫查声像图；B.图A的腹部横切面扫查模式图。

LIVER：肝；UV：脐静脉；IVC：下腔静脉；AO：腹主动脉；ST：胃泡。

（11）双肾超声扫查

包括双肾横切面、纵切面、冠状切面。

①双肾横切面

检查方法：在纵切面基础上旋转探头90°，获取肾横切面（图4-38）。

观察内容：观察双肾有无、位置、大小、形态、结构及回声等。正常肾脏横切面呈"马蹄"状，分别位于脊柱两侧。

肾皮质位于肾脏外缘，呈强度略低于肝和脾的等回声，髓质位于皮质内侧，强度较皮质更低，呈弱回声，肾盂位于肾脏中央近肾门处，近似管状，内呈无回声。正常肾脏皮质及髓质内无占位及异常回声。

测量参数及方法：在横切面测量肾的最大横径及肾盂宽度（前后径）。

肾盂正常值：妊娠28周前＜5mm，妊娠28周后应＜7mm。

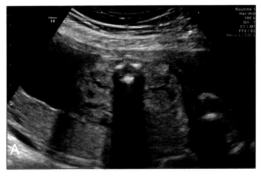 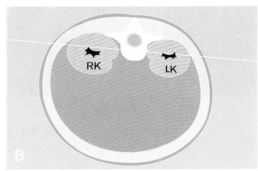

**图4-38 双肾横切面扫查声像图和模式图**

A. 双肾横切面扫查声像图；B. 图A的双肾横切面扫查模式图。

RK：右肾；LK：左肾。

②双肾纵切面

检查方法：在胎儿脊柱矢状切面基础上将探头分别向脊柱的两侧移动，获得左（右）肾纵切面（图4-39）。

观察内容：正常肾脏矢状切面呈长椭圆形，分别位于脊柱两侧。纵切面双肾上方可见肾上腺，左肾上腺上方可见胃泡回声。

测量参数及方法：在纵切面可测量肾的最大上下径即长径，与之垂直测量其最大前后径。

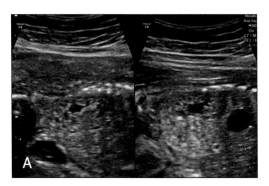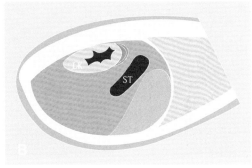

**图4-39 双肾纵切面扫查声像图和模式图**

A.双肾纵切面扫查声像图；B.左肾纵切面扫查模式图。

LK：左肾；ST：胃泡。

③双肾冠状切面

检查方法：在矢状面或横切面基础上再次旋转探头，使声束从胎儿侧面进入，获取冠状切面（图4-40）。

观察内容：正常肾脏冠状切面呈"蚕豆"状，分别位于脊柱两侧。彩色多普勒模式下于冠状切面可见双侧肾动脉由腹主动脉发出，双侧肾静脉汇入下腔静脉，左、右侧肾动（静）脉血流信号颜色不同（即方向相反）。

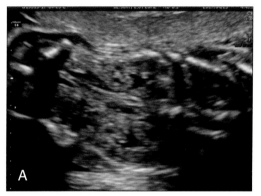
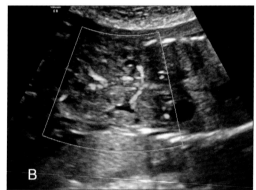
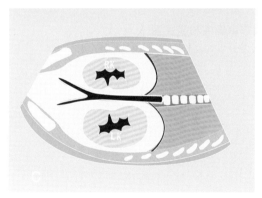

**图4-40 双肾冠状切面扫查声像图和模式图**

A.双肾冠状切面扫查声像图；B.双肾冠状切面血流图；C.图A的双肾冠状切面扫查模式图。RK：右肾；LK：左肾。

（12）脐带入口处腹部横切面

检查方法：移动探头至下腹部，获取经过脐带根部的下腹部横切面（图4-41）。

观察内容：腹壁回声连续完整，无缺损，管状的脐血管插入腹壁，脐孔处仅有脐血管的出入而没有其他腹腔内容物突出。CDFI可见脐血管内血流信号充盈良好。同时，观察肠管的形态与回声。

小肠位于下腹部中央，内可见含小暗区的蜂窝状结构，中孕期回声略强，晚孕期回声略低。结肠位于周边，晚孕期为无回声管状结构，可识别结肠带。

测量参数及方法：必要时，可测量肠管内径。

测量肠管内径方法：显示胎儿腹部可见肠管的长轴最大切面，测量垂直于肠管长轴的肠管一侧内缘到对侧内缘的最大距离。正常胎儿肠管宽度于中孕期应＜7mm，晚孕期应＜18mm，但变异较大，怀疑肠管增宽时应密切超声随访观察。

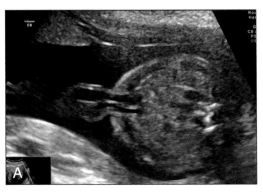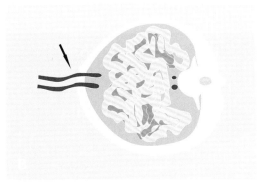

**图4-41 脐带腹壁入口横切面扫查声像图和模式图**

A.脐带腹壁入口横切面扫查声像图；B.图A的脐带腹壁入口横切面扫查模式图。
箭头所指为脐带腹壁入口。

（13）膀胱水平横切面

检查方法：移动探头至下腹部，获取经过脐带根部及膀胱的下腹部横切面（图4-42）。

观察内容：腹壁回声连续完整，无缺损。管状的脐血管插入腹壁，脐孔处仅有脐血管的出入而没有其他腹盆腔内容物突出。膀胱最早于孕13周可显示，位于盆腔内的圆形或椭圆形无回声囊性结构，周边及内部无异常回声及占位。超声可见充盈与排空状态，正常膀胱每20~45min排空1次。正常情况下，在膀胱两侧各见一条脐动脉伸向腹壁外脐带中，CDFI于膀胱两侧可见血流信号充盈良好。

测量参数及方法：必要时测量膀胱。

膀胱的测量方法：长径测量为无回声最大长轴切面上的最大径，前后径为同一切面上垂直于长径的最大径线。左右径为垂直于最大长轴切面的膀胱中部横切面上的左右最大径线。注意测量的前后径及左右径均为针对该脏器长轴而言，而非针对胎儿体位而言。

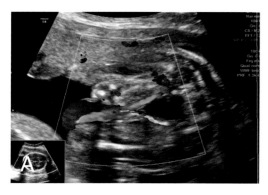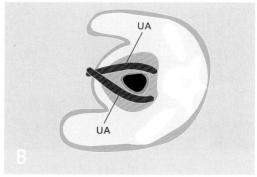

**图4-42 膀胱水平横切面扫查声像图和模式图**

A.膀胱水平横切面扫查声像图；B.图A的膀胱水平横切面扫查模式图。
Ua：脐动脉。

（14）胎儿心脏详见胎儿超声心动图扫查方法。

（15）胎盘纵切面

检查方法：全面扫查胎盘，在胎盘表面寻找，发现脐带插入胎盘时，以插入口为中心行360°扫描。正常胎盘附着于子宫肌层内侧，呈圆盘状，中间厚，边缘薄，血流丰富，在胎盘入口处的脐带与胎盘表面的脐血管呈"人"字形。应使用彩色或能量多普勒显示胎盘脐带入口处（图4-43）。

观察内容

①观察胎盘位置、大小、数目、内部回声、成熟度。

②胎盘下缘与宫颈内口关系，除外前置胎盘、血管前置。

③观察胎盘内结构回声，胎盘母体面与子宫肌层分界情况、胎盘多普勒血流情况，除外胎盘植入、胎盘血管瘤等。

④观察脐带入胎盘位置，除外帆状胎盘、球拍状胎盘。

正常胎盘大部分脐带入口位于胎盘中央。7%的妊娠脐带入口为偏中央型（即位于胎盘边缘），称球拍状胎盘，无临床意义。约1%的胎盘脐带入口在胎盘边缘以外的游离胎膜内，称帆状脐带入口，由于胎膜内脐血管无华腾胶保护，易并发脐带血管破裂和栓塞。特别是单绒毛膜双胎妊娠之一胎儿，更容易出现此种情况。此外帆状脐带入口常易发生血管前置。

测量参数及方法：测量胎盘厚度。

测量位置为胎盘最厚处，测量点分别为胎盘的胎儿面边缘和胎盘子宫交界处。正常胎盘厚度（mm）一般与妊娠周数相当（±10mm），足月胎盘厚度一般不超过45mm。

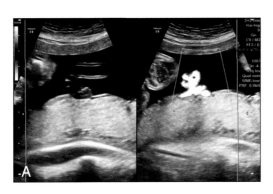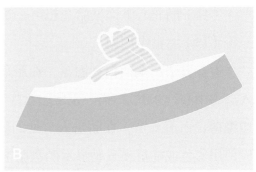

**图4-43 脐带胎盘入口扫查声像图和模式图**

A.脐带胎盘入口扫查声像图；B.图A的脐带胎盘入口扫查模式图。

（16）羊水扫查切面

检查方法：全面显示子宫范围内的羊水分布情况。

观察内容:主要了解羊水量是否在正常范围内，羊水是否混浊等。

测量参数及方法：测量羊水最大深度、羊水指数。

羊水最大深度的测量：垂直平面测量羊水最大的前后径，应注意全面扫查子宫范围内的羊水分布情况。测量羊水最大暗区（3cm提示羊水少，8cm为羊水多）或羊水指数时，其内不含有脐带或肢体。

羊水指数的测量：以母亲脐部为中心点画一"+"字标记分为四个象限，测量时按左下、左上、右上、右下顺序测量，测量四个象限的最大深度，四个象限相加测值的和为羊水指数。

羊水量过多或过少均属异常。羊水指数正常范围10~25cm，羊水指数>25cm为羊水多，孕37周以前羊水指数<8cm，孕37周后<5cm为羊水少。

（17）脐带扫查切面

检查方法：各切面扫查，观察脐带回声，特别注意扫查脐带胎盘入口及脐带腹壁入口。脐带的纵切面在羊水中呈长条绳索状，可显示2根动脉，1根静脉，两条脐动脉绕脐静脉螺旋走行。脐带包膜和血管壁呈强回声，管腔为无回声。横切面为"品"字型排列的3个暗区，静脉较大，动脉有波动。彩色多普勒检查可显示彩色图和动静脉频谱。脐带缠绕颈、胸部及肢体，表现为缠绕部位压迹，呈"U"形、"W"形或"锯齿形"（图4-44）。

观察内容：检查脐带有无缠绕现象，注意有无脐带囊肿或单脐动脉、脐带过短或过长，脐带过粗或过细，有无脐带扭转、打结现象。正常脐带直径＜2cm。

测量参数及方法：脐静脉内径测量、脐动脉多普勒频谱测量。

脐静脉内径测量：脐静脉管径大于脐动脉，中孕期脐静脉直径≤4mm，晚孕期≤7mm。

选取脐带游离段与声束夹角，<30°的节段进行频谱取样及测量。典型的脐动脉波形：呈锯齿状，收缩期血流波形陡而尖，舒张期血流相对较低，位于基线的同一方向。通过测定妊娠中晚期脐动脉收缩期峰值（S）与舒张末期峰值（D）的比值，来评价胎盘功能。

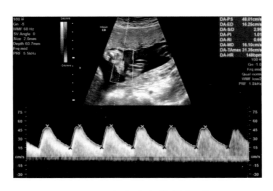

图4-44 脐动脉多普勒频谱图

（18）宫颈内口纵切面

检查方法：经腹扫查，探头置于耻骨联合上方，纵切宫颈，显示宫颈管、宫颈外口、宫颈内口及宫颈内口与胎盘下缘位置关系。如果经腹扫查不清楚时，可经会阴或行阴道超声检查。但经阴道超声检查时，应注意操作轻柔和预防感染（图4-45）。

观察内容

①了解宫颈管长度，宫颈内口的形状，除外宫颈机能不全。当宫颈内口已开时，足月妊娠者生产随时可能发生，未足月妊娠者有早产或流产的风险。

②观察宫颈内口与胎盘下缘的关系，除外低置胎盘、前置胎盘。

③观察宫颈内口处胎膜下是否存在脐血管跨过，除外血管前置。宫颈内口处胎膜下正常没有脐血管跨过，如果宫颈内口处胎膜下发现血管时，应行频谱多普勒检测该血管是否为胎儿血流。

④观察是否有脐带先露。脐带先露指脐带位于胎儿先露部和宫颈之间。可由胎位异常、头盆不称、脐带过长等因素引起。临产后如脐带受压于胎儿先露部和骨盆之间，可引起胎盘缺氧甚至胎儿死亡。脐带无回声管状结构位于胎先露部和宫颈之间，动态观察可见脐带在羊水中移动或漂浮，也可随母体体位变化而移动。

测量参数及方法：宫颈管长度测量。

宫颈长度测量标准切面应显示宫颈管全长、宫颈内口和外口，宫颈前后唇的厚度及回声基本对称。宫颈管长度正常值为3~4 cm，宫颈长度低于2.5 cm时，早产风险增加。

宫颈管较平直时，宫颈长度为宫颈内口到外口的直线距离。宫颈管曲度较大时，以基本符合实际形状的折线长度作为宫颈长度。宫颈漏斗形成时，宫颈长度为宫颈管闭合部分的长度。

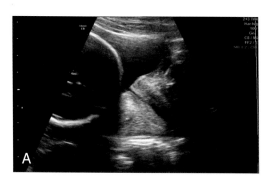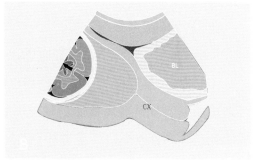

**图4-45 宫颈内口矢状切面扫查声像图和模式图**

A.宫颈内口矢状切面扫查声像图；B.图A的宫颈内口矢状切面扫查和模式图。BL：膀胱；CX：宫颈。

### （三）针对性产前超声检查（Ⅳ级）

针对胎儿、孕妇特殊问题进行特定目的的检查，如胎儿超声心动图检查、胎儿神经系统检查、胎儿肢体检查、胎儿颜面部检查等。一般产前超声检查（Ⅰ级）、常规产前超声检查（Ⅱ级）、系统产前超声检查（Ⅲ级）发现或疑诊胎儿异常、有胎儿异常的高危因素、母体血生化检验异常等，均可进行针对性产前超声检查（Ⅳ级）。

### （四）胎儿心脏产前超声检查规范

**适应症**

1.孕妇方面

先天性心脏病是最严重的先天畸形，活产婴儿的发病率约为8%。有些因素可增加母亲怀有先天心脏病胎儿的几率。

（1）各种类型的糖尿病；

（2）结缔组织疾病，如系统性红斑狼疮、RH溶血病、风湿性关节炎；

（3）感染性疾病：如风疹、水痘、流感、腮腺炎等；

（4）母亲年龄超过35岁；

（5）孕期接触致畸物质；

（6）既往史中有不正常妊娠史，如胎死宫内、羊水过多或过少、流产等；

（7）怀孕早期服用了某些药物也可导致心脏血管的畸形，或对胎儿生理循环造成影响，如某些高血压药物可引起心功能不良，前列腺合成酶抑制剂可造成胎儿动脉导管收缩，严重者甚至关闭。

2.家庭方面因素

（1）父母亲本身患先天性心脏病；家庭中已有子女为先天性心脏病患者；父亲或母亲家族中有先天性心脏病患者；在这类人群中先天性心脏病的发生率较高，为2%~5%。

（2）家族中若有两人为先天性心脏病患者，则先天性心脏病发病率可升至10%。

3.胎儿因素方面

（1）常规检查中发现可疑胎儿心脏异常；

（2）胎儿有心外畸形：如脑积水、食道闭锁、肠闭锁、膈疝等；

（3）胎心监测发现有心律紊乱：如心动过速、心动过缓、心律不齐等；

（4）染色体异常；

（5）羊水过多或过少；

（6）胎儿水肿：可因心脏畸形、心功能不全引起；

（7）胎儿宫内发育迟缓。

检查最佳时间：胎儿心脏活动在孕早期即可由超声测出，在孕20周~28周行胎儿超声心动图检查效果较好，可以较清晰地显示胎儿心脏及大血管结构，可较易发现复杂先天性心脏病。

意义及局限性：胎儿超声心动图可以判断胎儿心脏的形态结构，对胎儿大部分严重的先天性心脏病可以做出产前诊断，并有较高的检出率，但个别心脏先天畸形宫内诊断有一定困难，如超声诊断仪对最小距离的分辨率，限制了心脏微小异常改变的诊断，如表现在对膜部室间隔缺损、Ⅱ型房间隔缺损、肺静脉畸形引流和冠状动脉结构异常等的诊断中。因此，超声检查心电图检查可以发现大部分严重的胎儿先天性心脏病，但也同样受到多种因素制约：

（1）胎龄越小，胎儿心脏越小，胎动频繁，就不易观察显示；

（2）胎儿体位及胎盘、羊水以及胎儿脊柱与肋骨的声影对图像的清晰度的影响越大，故对检出率也受到影响；

（3）另外，产妇体型肥胖等也会对检查率造成影响。

因此，进行胎儿超声心动图专项检查亦不能做到100%的检出率，但作为胎儿心脏的专项检查，能够较其他检查排除大部分严重先天性心脏病，所以应该大力推广。

**检查方法**

包括腹部横切面、四腔心切面、左室流出道切面、右室流出道切面、三血管切面、三血管气管切面、主动脉弓切面、动脉导管弓切面、上下腔静脉长轴切面。

（1）腹部横切面

检查方法：探头与胎儿脊柱垂直，从胎儿脐血管附着处向头侧平行扫查获得（图4-46）。

观察内容：判断内脏位置。腹主动脉位于脊柱的左前方并靠近脊柱，下腔静脉位于脊柱的右前方，位置相对靠前。胃泡位于身体中线左侧，与心脏同侧。肝脏大部分位于右侧，门静脉窦也向右侧弯曲；静脉导管位于脐静脉与下腔静脉之间，彩色多普勒显示呈一细窄、明亮的血流信号；脐静脉走行于胆囊和胃泡之间。

测量参数及方法：测量静脉导管频谱。

取样容积置于静脉导管起始部；静脉导管频谱呈三相波：S波（出现在心室收缩期）、D波（出现在心室舒张早期）、A波（出现在心室舒张晚期即心房收缩期）。

正常静脉导管频谱A波与S、D波在基线的同一方向，收缩期（S波）峰值流速40~80cm/s。

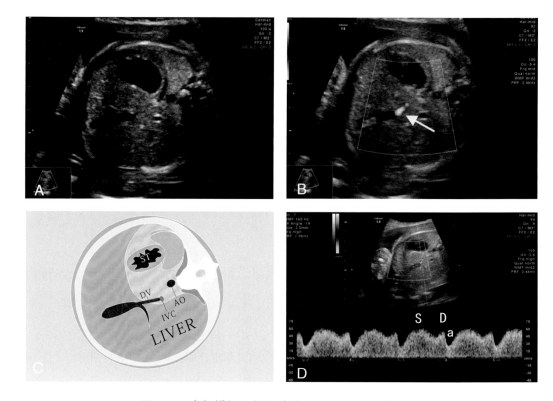

**图4-46 腹部横切面扫查声像图、血流图和模式图**

A.腹部横切面扫查声像图；B.腹部横切面扫查血流图；C.图B的腹部横切面扫查模式图；
D.静脉导管血流频谱。

LIVER：肝；UV：脐静脉；IVC：下腔静脉；AO：腹主动脉；DV：静脉导管；ST：胃泡；
黄色箭头所指为静脉导管。

（2）四腔心切面

检查方法：在腹部横切面的基础上，探头继续向头侧移行至胸部。可获得四腔心切面，要求包含两条对称的肋骨。根据胎位不同，可显示为横向四腔心切面或纵向四腔心切面（图4-47）。

观察内容

①胎儿心脏位置：正常心脏主要位于左胸腔内。

②心轴：心尖指向左前方，正常45°±20°。

③心脏大小：约占胸腔的1/3。

④判断左、右心房：左、右心房大小基本相等，左心房靠近脊柱，左心房和脊柱之间可见降主动脉的横切面。左、右心房之间为房间隔，房间隔中部可见卵圆孔，此处可见房间隔连续性中断，可见卵圆孔瓣由右心房向左心房飘动。

四条肺静脉分别与左心房底部相连。与降主动脉临近的是左肺，对侧是右肺，左上肺静脉临近左心耳，左下肺静脉临近降主动脉，右上肺静脉开口临近房间隔，右下肺静脉与房间隔平行；不典型四腔心切面，双下肺静脉位于降主动脉两侧；双肺门切面双上肺静脉与同侧肺动脉伴行；在四腔心切面基础上侧动探头声束往胎儿后背部倾斜可同时显示四条肺静脉进入左心房，称为"螃蟹征"。

⑤判断左、右心室：左、右室大小基本相等，右心室靠前、近胸骨后方，右心室腔略呈三角形，心内膜面较粗糙，右心室内可见调节束，一端附着于室间隔的中下1/3，一端附着于右心室心尖部。左心室腔呈卵圆形，心内膜面较光滑，心尖主要由左心室心尖部组成，两心室之间有室间隔，室间隔连续完整。左、右心室壁及室间隔的厚度基本相等，超声下可见心室的收缩与舒张运动。孕28周以后，正常胎儿右心室较左心室略大。

⑥房室瓣：左房室瓣为二尖瓣，右房室瓣为三尖瓣，超声下两组房室瓣同时启闭，开放幅度基本相等，房室间隔与二、三尖瓣在心脏中央形成"十"字交叉，二、三尖瓣在室间隔的附着位置不在同一水平，三尖瓣更靠近心尖。

测量参数及方法：测量心轴、心胸比；心房、心室、室壁、卵圆孔、卵圆孔瓣；房室瓣、肺静脉的血流频谱测量方法。

心轴测量的测量方法：沿房室间隔做一延长线，与脊柱和前胸骨之间连线的角度，正常范围：$20° \sim 55°$。

心胸比测量方法：

①面积法：心脏面积自心包外缘测量；胸腔面积自胸廓外缘（不含皮肤）；心胸面积比正常值为0.25~0.33。

②直径法：心脏横径与胸腔横径的比值，一般在舒张末期测量。心脏横径为房室瓣处一侧心室外缘到对侧外缘的最大距离处。胸腔横径为一侧肋骨外缘到对侧肋骨外缘的最大距离。中孕期心胸比不超过1/2。

心房横径的测量方法：一般在心室收缩末期心房容量最大时测量。光标置于在卵圆孔中央至左、右心房内侧壁。正常胎儿双侧心房横径大致相等。

心室横径的测量方法：一般在舒张末期心室容量最大时测量。光标置于二尖瓣、三尖瓣瓣尖处。正常胎儿右心室：左心室约为1.2：1。

心室壁及室间隔厚度的测量方法：一般在舒张末期心室容量最大时测量。在二、三尖瓣水平测量左、右心室游离壁和室间隔厚度。整个孕期室间隔厚度不应超过5mm。

卵圆孔、卵圆孔瓣测量方法：

卵圆孔直径、卵圆孔瓣长度测量：心室收缩期，卵圆孔瓣开放幅度最大时测量，正常胎儿卵圆孔瓣长度/卵圆孔直径比值约为$1.23 \pm 0.22$。

房室瓣血流频谱测量方法：心尖或心底四腔心切面，取样容积置于二、三尖瓣瓣尖处。房室瓣频谱显示为舒张早期的E峰、舒张晚期的A峰，正常E峰均小于A峰，三尖瓣峰值流速大于二尖瓣峰值流速，孕晚期二、三尖瓣A峰均＜80cm，二尖瓣E峰约＜50cm，三尖瓣E峰约＜60cm。

肺静脉血流速度测量方法：四腔心切面，取样容积置于肺静脉入左心房入口处，取样线尽量与血流束平行。肺静脉频谱为S、D、a波，S为心室收缩波，波峰D为心室舒张波，波峰a为心房收缩波，S、D波为正向波，a波一般为正向波，少数情况为缺失或反向，但反向a波时限短、流速低。

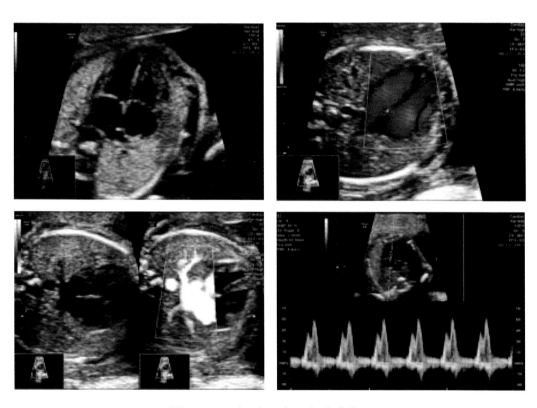

图4-47　四腔心切面切面扫查声像图

（3）左室流出道切面

检查方法：获得心尖四腔心切面后，探头向胎儿头部前侧倾斜，若获得横位四腔心切面，则探头向胎儿右肩部旋转30°，即可获得（图4-48）。

观察内容：左室流出道，主动脉瓣及瓣上、瓣下结构，主动脉前壁与室间隔相连续，后壁则与二尖瓣前叶相连。主动脉瓣呈纤细强回声，完全开放时，贴于主动脉两侧壁。

测量参数及方法：主动脉内径，主动脉流速。

主动脉根部内径测量方法：心室收缩末期，主动脉瓣开放最大，在瓣根部测量主动脉内侧壁距离。

升主动脉内径：瓣上升主动脉内侧壁距离。

主动脉瓣口峰值流速：取样线与瓣口血流尽量平行，＜30°，正常峰值流速均＜1m/s。

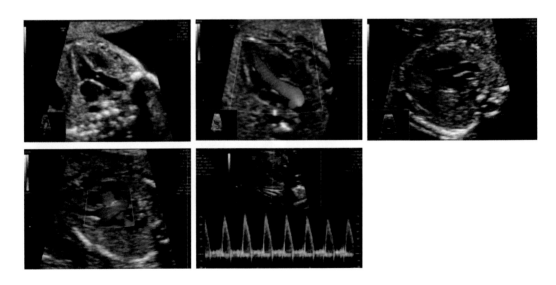

图4-48 左室流出道切面扫查声像图

（4）右室流出道切面

检查方法：左室流出道切面和大动脉短轴切面的基础上，探头向胎儿左肩部旋转可显示右室流出道切面（图4-49）。

观察内容：可显示主动脉短轴和右室流出道，右室流出道及主肺动脉包绕主动脉，肺动脉与三尖瓣之间为突出的肌性圆锥，肺动脉在主动脉左前方，其起始部与主动脉呈"十字交叉"状，胎儿期肺动脉比主动脉内径宽15%~20%。肺动脉与右心室呈肌性连接，肺动脉瓣呈纤细强回声，完全开放时，肺动脉瓣贴于肺动脉两侧壁。

此切面是观察肺动脉瓣有无狭窄及闭锁、肺动脉瓣下有无室缺和右室流出道有无梗阻的理想切面。

测量参数及方法：肺动脉的测量、肺动脉流速。

肺动脉根部内径的测量：心室收缩末期，肺动脉瓣开放最大，在瓣根处测量肺动脉内径壁距离，正常胎儿肺动脉比主动脉内径宽15%~20%，肺动脉/主动脉内径比值1.15~1.2。

主肺动脉内径：肺动脉瓣上内侧壁距离。

肺动脉瓣口峰值流速：取样线与肺动脉瓣口血流尽量平行，< 30°，正常胎儿肺动脉瓣口峰值流速约 < 1m/s。

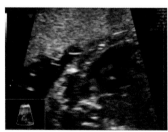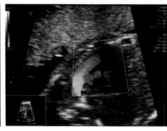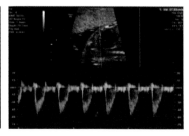

图4-49 右室流出道切面扫查声像图

（5）三血管切面

检查方法：在标准四腔心切面的基础上，将探头向胎儿侧平移，可获得该切面（图4-50）。

观察内容：从左向右分别是肺动脉、主动脉、上腔静脉，三者呈一直线，肺动脉内径>主动脉内径>上腔静脉内径。

测量参数及方法：必要时，测量左、右肺动脉起始部内径。必要时，可测量胸腺。

左、右肺动脉的测量：心室收缩末期，肺动脉瓣开放最大，在左、右肺动脉起始部测量左、右肺动脉内径距离。正常胎儿右肺动脉大于左肺动脉，左右肺动脉均小于动脉导管，动脉导管：右肺动脉约为1.4：1。

胸腺的测量：横径，即与胸廓前后径垂直的胸腺的最大横径；前后径，在胸骨和椎体中点连线上测量胸腺前后径；周长，沿胸腺边界描绘测量；三维容积成像可计算胸腺体积。

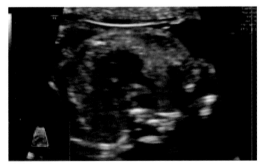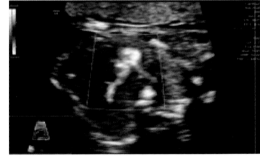

图4-50 三血管切面扫查声像图

（6）三血管气管切面

检查方法：获得三血管切面后，探头继续向胎儿头部倾斜，即可获得三血管气管切面（图4-51）。

观察内容：从左至右依次为主肺动脉和动脉导管、主动脉弓、上腔静脉。主动脉弓和主肺动脉通过动脉导管在降主动脉汇合，呈"V"字形结构特征。气管位于主动脉弓与上腔静脉之间的后方，且更靠近主动脉弓。血管内径从大到小依次为主肺动脉>主动脉弓>上腔静脉。

正常主肺动脉与动脉导管、主动脉弓的血流方向一致，均为蓝色或红色。上腔静脉与动脉导管、主动脉弓的血流方向相反。

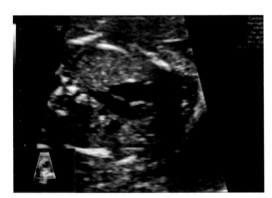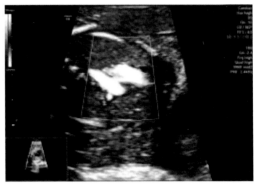

图4-51 三血管气管切面扫查声像图

（7）主动脉弓切面

检查方法：探头与胎儿脊柱平行，显示降主动脉，并以此为基准，将探头向头侧移动（图4-52）。

观察内容：显示主动脉弓及升主动脉，主动脉弓起源于升主动脉，呈锐角环形弯曲，形似"拐杖"状，三个动脉分支从主动脉弓的上方发出：头臂干（无名动脉）、左颈总动脉和左锁骨下动脉。小部分左心房位于升主动脉和降主动脉之间，在右心房的后方。该切面观察内容为主动脉弓各段的内径（升部、弓部、降部），主动脉弓内的血流方向与速度。

测量参数及方法：必要时，测量主动脉弓峡部流速。

取样容积置于左锁骨下动脉与动脉导管之间。

主动脉弓峡部血流频谱为收缩期高速血流，舒张期低速血流，舒张期血流成平缓状，血流速度随孕周增长而加快，阻力指数随孕周增长未见明显变化，平均0.84±0.04。正常孕晚期胎儿主动脉弓峡部峰值流速<1.5m/s。

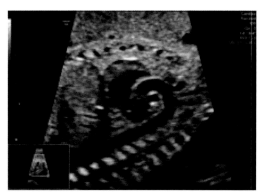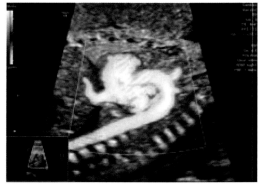

图4-52 主动脉弓切面扫查声像图

（8）动脉导管弓切面

检查方法：从主动脉弓切面进一步向左侧滑动探头可以得到动脉导管弓切面（图4-53）。

观察内容：动脉导管弓位于主动脉弓下方起源于肺动脉，呈较宽的大角度弯曲，几乎垂直于降主动脉，形似"曲棍球杆"状。左肺动脉位于其下方。该切面的观察内容为主肺动脉、肺动脉分支、动脉导管及其内血流方向与速度。

测量参数及方法：必要时，动脉导管血流的测量。

取样容积置于动脉导管中段。

正常胎儿动脉导管呈单向双峰双期血流频谱，舒张期呈波峰状，收缩期峰值流速100~120cm/s，流速随孕周增加而增快，正常孕晚期胎儿动脉导管峰值流速＜2m/s。

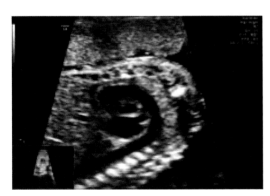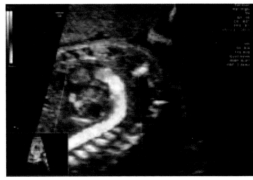

图4-53 动脉导管弓切面扫查声像图

（9）上下腔静脉长轴切面

检查方法：以主动脉弓切面为基准，探头向右侧平移，可获得上下腔静脉切面（图4-54）。

观察内容：显示下腔静脉和上腔静脉与右心房相连，下腔静脉稍宽于上腔静脉。还可观察到欧式瓣、卵圆孔、右肺动脉等。

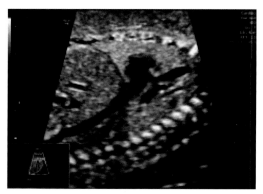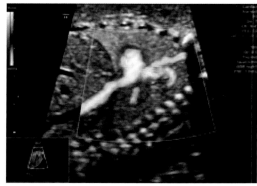

图4-54 上下腔静脉长轴切面扫查声像图

### 三、多胎妊娠的超声检查方法

如下将以双胎为例，讲述多胎妊娠的超声检查方法：

双卵双胎是由两个胚泡种植而成，形成双绒毛膜双羊膜囊双胎妊娠（图4-55）。

单卵双胎是从卵裂到原条出现这一阶段，具有分化潜能的细胞群，每份都发育成一个完整胚胎的结果。根据两个全能细胞群分离时间早晚不同，从而形成：

①双绒毛膜双羊膜囊双胎（受精后4天内卵裂球分离成两个再植入的单卵双胎DCDA）。

②单绒毛膜双羊膜囊双胎（受精后第4~8天胚泡内的细胞团分离成两个的单卵双胎 MCDA）。

③单绒毛膜单羊膜囊双胎（受精后第8~13天胚盘分离出两个原条的单卵双胎 MCMA）。

超声在多胎妊娠诊断中的应用：除单胎妊娠相应的产前筛查（Ⅰ、Ⅱ、Ⅲ、Ⅳ级）外，还应包括以下几个内容：观察脐带入胎盘的位置；区别胎儿的特征（如性别、特殊的标志物、胎儿在子宫里的位置等）；绒毛膜性的判断（最好在15周以前）。

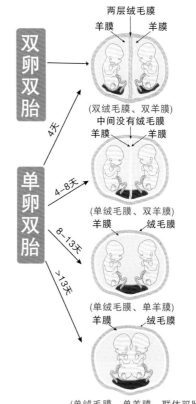

图4-55 双胎分离模式图

所有双胎超声报告均以"单/双绒毛膜囊、单/双羊膜囊双胎"的诊断格式提示,并配有相应超声图像，为后续多胎疾病的诊断和治疗提供依据。不能给出判断的备注原因，并建议复查。

#### 四、多胎妊娠绒毛膜囊和羊膜囊的确定

以双胎为例。由于单绒毛膜囊双胎比双绒毛膜囊双胎妊娠具有更高的围生儿发病率和病死率，且易发生双胎输血综合征（TTTS）、双胎反向动脉灌注（TRAP）等严重并发症。因此明确双胎类型对产前咨询和临床处理有非常重要的指导意义。

1.早孕期多胎妊娠绒毛膜囊和羊膜囊的确定

（1）7~9孕周，主要通过妊娠囊计数判断绒毛膜性。2个妊娠囊且各自有单个胚芽提示双绒双羊（DCDA）（图4-56）；1个妊娠囊内含2个分开的羊膜腔，腔内分别可见胚芽，提示单绒双羊（MCDA）（图4-57）；1个妊娠囊内仅1个羊膜腔，腔内含有两个胚芽，提示单绒单羊（MCMA）（图4-58）。

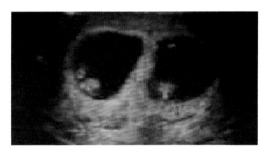 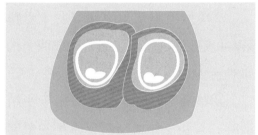

图4-56 双绒双羊声像图及模式图

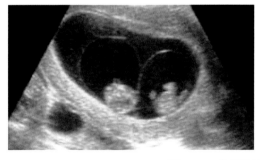 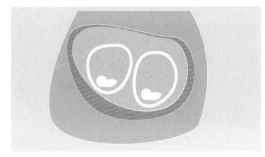

图4-57 单绒双羊声像图及模式图

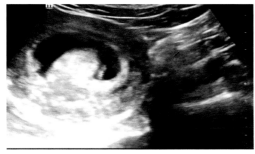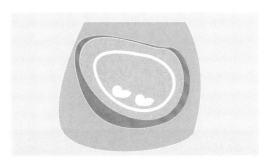

图4-58 单绒单羊模式图

（2）10~14孕周，在两胎盘连接处见"λ"结构向羊膜腔方向突起，并与分隔膜延续，此为双胎峰，提示双绒双羊（DCDA）（图4-59）；分隔膜与胎盘连接处显示"T"字形结构，提示单绒双羊（MCDA）（图4-60）；两胎儿间无分隔膜，仅有1个胎盘者提示单绒单羊（MCMA）（图4-61）。

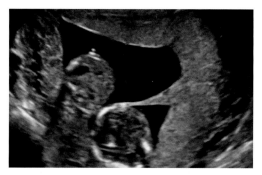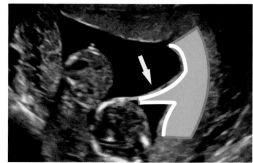

图4-59 双绒双羊声像图及模式图箭头所指为"λ"征

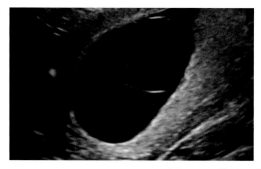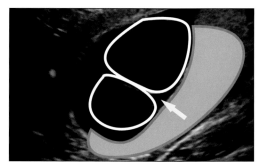

图4-60 单绒双羊声像图及模式图

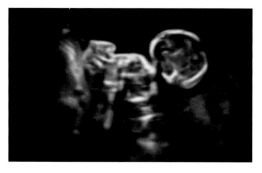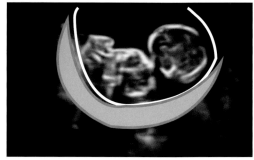

图4-61 单绒单羊声像图及模式图

2.中孕期多胎妊娠绒毛膜囊和羊膜囊的确定

两胎儿见有分隔膜且有2个不连接的胎盘或胎儿性别不一致提示双绒双羊（DCDA）；

两胎儿间无分隔膜，仅有1个胎盘提示单绒单羊（MCMA）（图4-64）；

只有1个胎盘且两胎儿间有分隔膜，重点观察胎盘 – 分隔膜连接处，连接处呈双胎峰征改变，且分隔膜较厚，提示双绒双羊（DCDA）（图4-62）；连接处见"T"字征，且分隔膜菲薄，提示单绒双羊（MCDA）（图4-63）。

留取胎盘 – 分隔膜连接的图像。

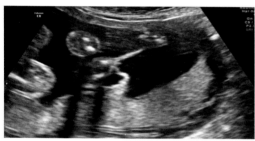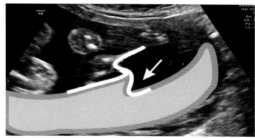

图4-62 双绒双羊声像图及模式图箭头所指为"λ"征

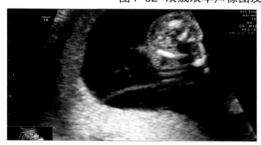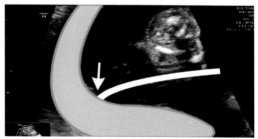

图4-63 单绒双羊声像图及模式图箭头所指为"T"征

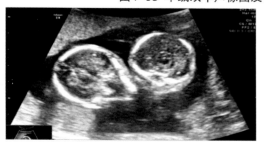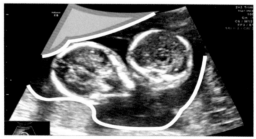

图4-64 单绒单羊声像图及模式图

3.晚孕期多胎妊娠绒毛膜囊和羊膜囊的确定

晚孕期（28孕周之后）判断方法同中孕期，由于胎儿较大，特别是后壁胎盘，胎盘—分隔膜连接处显示困难，无法判断绒毛膜性，可根据两胎儿间有无分隔膜判断羊膜性。

# 第五章　产前超声的质量管理考核标准

## 一、产前超声检查报告图片要求

产前超声检查各项目留图最低标准如下。

（一）Ⅰ级产前超声检查（早孕期）

1.子宫横切面/子宫长轴切面（显示宫颈；显示卵黄囊及胚芽）；

2.双侧卵巢。

（二）Ⅰ级产前超声检查（中、晚孕期）

1.头脊柱纵切面；

2.丘脑平面（显示测量BPD）；

3.唇部冠状切面（20周及以上胎儿）；

4.腹围测量切面（显示腹围测量）；

5.四腔心；

6.双股骨纵切面（显示股骨测量）；

7.其他胎儿及母体子宫附件阳性图像。

（三）Ⅱ级产前超声检查（中、晚孕期）

1.头脊柱纵切面；

2.丘脑平面（显示测量BPD）；

3.唇部冠状切面；

4.胎儿四腔心；

5.心脏双流出道；

6.腹围切面（显示腹围测量）；

7.双泡切面（胃泡、膀胱）；

8.双肾横切面；

9.膀胱双脐动脉切面；

10.双股骨纵切面（显示股骨测量）；

11.胎盘脐带附着部位切面；

12.脐血流频谱；

13.其他胎儿及母体子宫附件阳性图像。

（四）Ⅲ级产前超声检查

1.脊柱纵切面（拼图）；

2.小脑切面；

3.丘脑切面（显示测量BPD）；

4.唇部冠状切面；

5.双眼；

6.颜面矢状切面（清楚显示鼻骨）；

7.胎儿四腔心/双流入道彩色血流；

8.心脏双流出道；

9.腹围切面（显示腹围测量）；

10.双泡切面（胃泡、膀胱）；

11.胎儿双肾横切面；

12.双肾动脉；

13.胎儿膀胱双脐动脉脐孔切面；

14.双股骨纵切面（显示股骨测量）；

15.双上肢（显示尺桡骨及腕关节）；

16.上下肢（显示胫腓骨及踝关节）；

17.宫颈切面；

18.胎盘脐带附着部位；

19.脐动脉血流频谱；

20.其他胎儿及母体子宫附件阳性图像。

（五）NT测量（11～13$^{+6}$周）

1.胎儿颅骨光环，蝴蝶征；

2.胎儿长轴（测量CRL）

3.测量NT的标准切面；

4.双脐动脉孔切面（彩色）。

（六）胎儿超声心电图

1.胃泡腹部切面；

2.四腔心切面；

3.双流入道；

4.双流出道；

5.三血管气管切面；

6.大动脉短轴切面；

7.主动脉弓/动脉导管弓；

8.肺静脉（至少2条）；

9.腔静脉切面；

10.脐血流频谱；

11.四组瓣膜多普勒频谱；

12.其他阳性图像。

**表5-1 胎儿超声心动图质量控制评分表**

姓名：　　　　仪器：

| 患者姓名 | 登记号 | 四腔心二维 | 四腔心血流 | 肺静脉 | 左、右室流出道二维 | 三血管（气管） | 上下腔静脉 | 主动脉弓 | 静脉导管血流频谱 | 脐动脉血流频谱 | 分数 |
|---|---|---|---|---|---|---|---|---|---|---|---|
| | | 10分 | 10分 | 10分 | 10分 | 10分 | 10分 | 10分 | 10分 | 10分 | |
| | | | | | | | | | | | |
| | | | | | | | | | | | |
| | | | | | | | | | | | |
| | | | | | | | | | | | |
| | | | | | | | | | | | |
| | | | | | | | | | | | |
| | | | | | | | | | | | |
| | | | | | | | | | | | |
| | | | | | | | | | | | |

表5-2 I级产前超声检查质量控制评分表

姓名：

| 患者姓名 | 登记号 | 双顶径 10分 | 脊柱 10分 | 上唇 10分 | 四腔心 10分 | 腹围 10分 | 双肾 10分 | 股骨径 10分 | 羊水测量 10分 | 胎盘 10分 | 脐血流频谱测量 10分 | 分数 |
|---|---|---|---|---|---|---|---|---|---|---|---|---|
| | | | | | | | | | | | | |
| | | | | | | | | | | | | |
| | | | | | | | | | | | | |
| | | | | | | | | | | | | |
| | | | | | | | | | | | | |
| | | | | | | | | | | | | |
| | | | | | | | | | | | | |
| | | | | | | | | | | | | |
| | | | | | | | | | | | | |

## 表5-3 Ⅲ级系统胎儿筛查质量控制评分表

姓名：　　仪器：　　分

| 患者姓名 | 登记号 | 双顶径 | 侧脑室 | 小脑 | 上唇 | 脊柱 | 四腔心 | 左右室流出道 | 肺静脉 | 腹围 | 双肾 | 膀胱脐动脉 | 脐孔 | 股骨径 | 四肢长骨 | 脐动脉血流频谱 | 胎盘厚度 | 脐动脉胎盘附着部位 | 羊水测量 | 宫颈管 | 工作表 | 分数 |
|---|---|---|---|---|---|---|---|---|---|---|---|---|---|---|---|---|---|---|---|---|---|---|
| | | 5分 | 5分 | 5分 | 5分 | 5分 | 5分 | 5分 | 5分 | 5分 | 5分 | 5分 | 5分 | 5分 | 5分 | 5分 | 5分 | 5分 | 5分 | 5分 | 5分 | 5分 |
| | | | | | | | | | | | | | | | | | | | | | | |
| | | | | | | | | | | | | | | | | | | | | | | |
| | | | | | | | | | | | | | | | | | | | | | | |
| | | | | | | | | | | | | | | | | | | | | | | |
| | | | | | | | | | | | | | | | | | | | | | | |
| | | | | | | | | | | | | | | | | | | | | | | |
| | | | | | | | | | | | | | | | | | | | | | | |
| | | | | | | | | | | | | | | | | | | | | | | |
| | | | | | | | | | | | | | | | | | | | | | | |
| | | | | | | | | | | | | | | | | | | | | | | |
| | | | | | | | | | | | | | | | | | | | | | | |

## 表5-4 NT检查质量控制评分表

姓名： 仪器：

| 患者姓名 | 登记号 | 头臀径 | NT测量 | 双顶径切面 | 腹围切面 | 四肢 | 胎盘测量 | 羊水测量 | 分数 |
|---|---|---|---|---|---|---|---|---|---|
| | | 20 | 30 | 10 | 10分 | 10分 | 10分 | 10分 | |
| | | | | | | | | | |
| | | | | | | | | | |
| | | | | | | | | | |
| | | | | | | | | | |
| | | | | | | | | | |
| | | | | | | | | | |
| | | | | | | | | | |
| | | | | | | | | | |

分

## 表5-5 Ⅱ级胎儿筛查质量控制评分表

姓名：

仪器：

| 患者姓名 | 登记号 | 双顶径 5分 | 侧脑室 5分 | 脊柱 10分 | 上唇 10分 | 四腔心 10分 | 左右室流出道 5分 | 腹围 10分 | 双肾 10分 | 膀胱脐动脉 10分 | 股骨径 5分 | 胎盘厚度 5分 | 羊水量测量 5分 | 脐动脉血流频谱 10分 | 分数 |
|---|---|---|---|---|---|---|---|---|---|---|---|---|---|---|---|
| | | | | | | | | | | | | | | | |
| | | | | | | | | | | | | | | | |
| | | | | | | | | | | | | | | | |
| | | | | | | | | | | | | | | | |
| | | | | | | | | | | | | | | | |
| | | | | | | | | | | | | | | | |
| | | | | | | | | | | | | | | | |
| | | | | | | | | | | | | | | | |
| | | | | | | | | | | | | | | | |

## 表5-6 超声检查报告合格率统计表

| 日期（年、月） | 登记号 | 超声诊断合格率统计 | | | | | | | |
|---|---|---|---|---|---|---|---|---|---|
| | | 符合 | | | | | | | 不符合 |
| | | | | | | | | | |
| | | | | | | | | | |

第四季度超声检查报告单符合率

## 表5-7 产前超声诊断质量控制考核评分表

考核单位：　　　　　　　日期：　　　　　　　检查者：　　　　　　　总得分：

| 考核内容及分值 | 序号 | 考核评价内容 | 检查方法 | 评分标准 | 扣分及理由 | 得分 | 备注 |
|---|---|---|---|---|---|---|---|
| 基本条件（30分） | 1 | 专业人员要求 | | | | | |
| | 1.1 | 专职从事超声产前筛查医师人数2人以上（2分） | | 人数过多、过少各扣0.5分 | | | |
| | 1.2 | Ⅱ、Ⅲ级产前超声检查年工作量每人≥500例（2分） | | <250例/人扣2分，250~500例/人扣1分 | | | |
| | 1.3 | 年检查总人数≥2000（2分） | | 每递减500扣1分 | | | |
| | 1.4 | 熟练掌握Ⅱ级产前超声检查技术（2分） | | | | | |
| | 1.5 | 熟练掌握中晚期胎儿发育各阶段超声检查切面（2分） | 现场查看现场提问查看资料 | | | | |
| | 1.6 | 熟练掌握胎儿发育各阶段超声各段脏器的正常超声图像（2分） | | | | | |
| | 1.7 | 熟练掌握胎儿常见体表和内脏畸形的超声图像（2分） | | 1人1项不规范、不熟练扣1分，扣完为止 | | | |
| | 1.8 | 熟练掌握胎儿畸形图像的相关临床知识（2分） | | | | | |
| | 1.9 | 掌握无结构异常的腔室结构改变的诊断程序（2分） | | | | | |
| | 1.10 | 掌握胎儿宫内诊断和治疗的定位技术（2分） | | | | | |
| | 1.11 | 掌握超声检查的安全性及相关规定（1分） | | | | | |
| | 1.12 | 制定和执行专业人员继续教育的年度计划（1分） | | 无计划或未执行全扣，执行不到位扣1分 | | | |

续表

| 考核内容及分值 | 序号 | 考核评价内容 | 检查方法 | 评分标准 | 扣分及理由 | 得分 | 备注 |
|---|---|---|---|---|---|---|---|
| 基本条件（30分） | 2 | 场所要求 | | 场所缺全扣，不符合要求扣0.5分 | | | |
| | 2.1 | 独立诊室1间（面积≥20M2），要求安静、温馨（1分） | | | | | |
| | 2.2 | 候诊室1间，要求安静、温馨（1分） | | | | | |
| | 2.3 | 资料保存室（1分） | | | | | |
| | 3 | 设备要求 | 现场查看 | 超声诊断仪及工作站必备，不符合要求扣0.5分 | | | |
| | 3.1 | 专用彩色多普勒头超声诊断仪1台以上（1分） | | | | | |
| | 3.2 | 超声图文管理系统工作台（1分） | 现场提问 | | | | |
| | 3.3 | 遵守设备、保养要求（1分） | 查看资料 | 无记录扣1分，记录未全扣全扣0.5分不达标全扣 | | | |
| | 3.4 | 设备完好（2分） | | | | | |
| 技术服务（30分） | 4 | 依法服务 | | | | | |
| | 4.1 | 制定和执行严禁非医学需要性别鉴定的管理制度（3分） | | 无制度或未执行各扣3分，未结合实际扣2分 | | | |
| | 4.2 | 医学需要性别鉴定按有关规定执行（3分） | | 擅自开展全扣并整改；未按规定执行扣2分 | | | |
| | 4.3 | 执行伦理原则，尊重病人隐私（3分） | | | | | |
| | 4.4 | 做好心理沟通、态度亲和、注意心理疏导（3分） | | 酌情扣分 | | | |
| | 4.5 | 执行知情同意原则，态度和蔼、注意心理疏导（3分） | | | | | |

续表

| 考核内容及分值 | 序号 | 考核评价内容 | 检查方法 | 评分标准 | 扣分及理由 | 得分 | 备注 |
|---|---|---|---|---|---|---|---|
| | 4.6 | 知情同意签署率达100% | | 每递减5%扣1分，扣完为止（抽100份申请单） | | | |
| | 5 | 规范管理 | | | | | |
| | 5.1 | 制定和执行超声操作常规（2分） | 现场查看 | 未制定或未执行全扣未结合实际或执行不到位各扣0.5分 | | | |
| | 5.2 | 制定和执行超声科室工作制度（2分） | | | | | |
| | 5.3 | 制定和执行超声工作人员岗位职责（2分） | | | | | |
| | 5.4 | 制定和执行，仪器基本操作程序，报告书写规范，疑难疾病会诊，转诊制度等（4分） | | | | | |
| | 5.5 | 超声检查登记格式及书写符合规范要求（3分） | 现场查看 | 无全扣，其他酌情扣分 | | | |
| | 5.6 | 资料保存完整有序，易于检索（2分） | 现场提问查看资料 | 缺病例扣2分，其他酌情扣分 | | | |
| 技术服务（30分） | 6 | 质控管理 | | | | | |
| | 6.1 | 执行《产前筛查与产前诊断工作流程图》有制度（措施）（3分） | | 无制度或未执行全扣，未结合实际或执行不到位各扣1 | | | |
| | 6.2 | 执行国家《产科超声技术指南》有制度（措施）（2分） | | | | | |
| | 7 | 质控指标 | | | | | |
| | 7.1 | 六大致命畸形检出率100%（5分） | | 每递减1%扣0.5分，扣完为止 | | | |
| | 7.2 | 物理诊断符合率≥90%（5分） | | | | | |
| | 7.3 | 病理诊断符合率≥70%（5分） | | | | | |

**续表**

| 考核内容及分值 | 序号 | 考核评价内容 | 检查方法 | 评分标准 | 扣分及理由 | 得分 | 备注 |
|---|---|---|---|---|---|---|---|
| 技术服务（30分） | 7.4 | 胎儿畸形超声筛查阳性率≥10%（5分） | 现场查看 | 每递减5%扣1分，扣完为止 | | | |
| | 7.5 | 图像合格率≥90%（5分） | 现场提问 | | | | |
| | 7.6 | 疑难病例随访率100%（5分） | 查看资料 | 抽查5分病例资料，不符合每项扣0.5分，每递减1%扣0.5分，扣完为止 | | | |
| | 7.7 | 超声筛查报告格式书写和签发符合规范，合格率≥98%（5分） | | | | | |
| 合计 | | 100分 | | | | | |

# 第六章 建立产前超声质量管理体系

合理的质量控制组织机构，完善的质量管理体系，充足的人力资源是质量保证的基础。明确工作人员相应的职责，健全产前超声医疗质量控制体系的组织与管理，确保体系检查活动遵循科学、公正、准确、有序、高效的原则。

产前超声医疗质量控制体系应组建一支集专业技术、科研、教学于一体的优良专家团队，在负责人的领导下，定期制定年度质量控制工作计划，质量控制评审标准及方法，对体系内产前超声业务开展情况实地参观考察，提出整改意见及反馈评审结果，负责对各受控单位进行技术指导，负责接洽各受控单位会诊转诊需求及结果反馈；提供相关教学、科研工作等。在体系范围内构建一个以病人为中心、六个方位（组织机构建设、质量文化建设、规章制度建设、病种质量控制、信息体系建设、管理系统建设）、四个层次（四级质控组织）、一个督导的立体网状式全面医疗质量管理体系，推行量化管理，突出全程全时的质量监控，进一步强化医疗质量管理。查找医疗安全风险隐患，及时纠错更正，从而保证产前超声医患双方医疗安全。

产前超声医疗质量控制体系应由中心主任、副主任、产前超声专家委员及秘书组成质量控制管理小组，负责体系内产前超声质量控制的全面工作。重大事项由管理小组讨论后做出相关决定。

质量控制负责人及专家委员应掌握质量管理体系的基本知识和实践技能，负责产前超声质量控制工作，有较强的组织管理能力和责任心，具有奉献精神。管理层中应至少有1名具有副高以上专业技术职务任职资格，从事产前超声工作至少5年以上的人员负责技术管理工作。

由质量控制管理小组组织年度评审，内容包括：

1.定期制定年度质量控制工作计划：根据体系内实际情况，设定全方位布局、有效、合理的质量控制工作计划,并逐步实施。

2.制订质量控制评审标准及方法:针对患者满意的医疗及保健需求,涵盖受控单位的管理、人员、技术、仪器、场地、检查前安排、检查过程、检查后报告、信息沟通等全面制订合理有效的管理评审标准,确保质量管理体系持续运行的适宜性、充分性和有效性。

3.对产前超声业务开展情况实地参观考察,提出整改意见及反馈评审结果:对受控单位进行管理及技术的全面、客观、定期评价过程。包括评审、评审后结果反馈及支持性技术指导,确保符合质量管理体系要求,持续改进质量管理。

4.负责对各受控单位进行技术指导:各专家委员负责对各受控单位定期进行技术指导,包括课堂式讲解、实地参观指导、结果反馈指导等多种形式。

5.负责接纳各受控单位会诊转诊需求及结果反馈:各专家委员所在单位负责接纳各受控单位会诊转诊需求,开通相应绿色通道并反馈会诊结果,给予专业技术支持。

6.提供相关教学、科研指导:使受控单位从管理、专业技术、科研等全方位提升。

质量管理体系的有效建立是为实施质量管理所需的组织结构、程序、过程和资源,它以满足质量方针和质量目标的需要为准。质量管理体系运行的有效性和适应性是确保检查工作准确性和可靠性的先决条件。

## 一、超声质量控制制度

1.遵守国家法律、法规,执行卫生行政部门的各项法律、法规和规章制度。弘扬"爱岗、敬业、廉洁、守信、创新、求实"精神,团结协作,尽职尽责,为超声质量控制管理事业努力工作。

2.遵守职业道德,维护声誉,秉公办事。

3.建立完善的规章制度，制定和修订超声质量标准、操作规范，并持续不断改进。

4.实行中心、科主任负责制。

5.制定年度超声质控工作计划，每月制定专人负责质控工作，确定工作重点。

6.对受控范围内超声质量进行检查、指导和专项调研。

7.及时汇总及反馈质量督查情况，提出合理建议和意见。

8.定期召开专家委员会会议及超声质量管理会议，讨论及解决超声质量问题，商讨超声质量持续改进方法。

9.开展质量管理交流活动，收集国内外超声质量信息，推广超声质量管理新理念、新方法。

10.与各级医院密切联系，加强相互沟通、协调和配合。组织质量管理学术交流及培训活动，指导全国各级医院的超声质量管理工作。

**二、主任委员职责**

1.在职能范围内全面负责受控范围内各级医院的超声诊断质量监控工作，推广先进的超声诊断质量控制管理模式。

2.负责受控范围内超声诊断质量控制体系的设计、实施、维持及持续改进等工作，提高各级医疗机构从事超声诊断工作医护人员的质量控制意识。

3.负责组织制定受控范围内医疗机构产前超声发展和建设规划，负责质量控制工作的技术指导，定期组织督导检查，组织开展学术交流活动。

4.负责产前超声科室机构设置，明确各机构职责，对人力、资金、设备、设施、场地等资源进行合理配置和开发。

5.负责对各级工作人员的监督和考核，负责将上级的工作计划、布置的任务及时传达到专家组并督促落实。

6.定期或不定期组织召开管理层会议，对中心重大事件进行讨论并作出决定。

7.负责产前超声质量体系运行的管理评审工作，监督全面质量体系的落实和质量改进，保证质量和医疗安全。

8.参加疑难病例讨论，解决本学科复杂疑难技术问题。

### 三、副主任委员职责

1.在主任委员的领导下，全面负责产前超声质量管理及质量管理体系运行的组织管理工作。

2.协助主任委员制定质量方针、质量目标等文件，负责质量手册以及质量管理相关文件的审核。

3.负责质量管理体系运行的组织实施、监督管理、内部评审及符合性评估等工作。

4.负责质量保证工作的监督、检查及有效性评估，及时汇报质量管理体系运行情况，并就负责的工作提出相应的意见和建议。

5.负责组织编写监督、检查的相关文件，并保障执行到位。

6.负责专家组工作的管理，协调各中心之间的相关工作，确保质量保障措施的有效落实，对各中心进行超声诊断质量监督、考核、评估、汇总、分析结果，反馈存在的问题，提出整改方案并追踪落实情况。

7.负责协助完成质量管理体系的内部审核工作，配合外部评审工作。

8.对专业的设置规划和布局、相关技术和设备的引进进行调研和论证，为卫生行政部门的决策提供依据。

9.在主任委员的领导下，制订超声诊断质量控制指标、操作规范、考核标准和评估方法。

10.及时向主任委员汇报工作，完成主任委员分配的具体工作。

#### 四、专家组委员职责

1.在主任委员、副主任委员的带领下，全面负责产前超声技术管理工作。

2.掌握和了解超声诊断专业技术发展动向，收集国、内外超声诊断专业信息，定期开展超声诊断学术活动，传授知识、新技术。向各级医疗机构提供技术指导、专业培训和业务咨询服务。

3.负责组织贯彻执行专家组指定的技术标准和法规，经确认的检查程序和质量管理体系文件，确保质量管理体系的有效运行。

4.负责编写、审核体系文件中与技术工作相关的内容，包括标准操作规程、检查程序、检查方法、技术记录等技术文件。

5.负责监督各中心质量保证措施的落实，进行有效性跟踪。

6.对开展的项目，配置满足检测要求的检测设备、设施、人员，证实其检测能力满足检测项目的要求，确认设备的技术指标能满足检验工作的要求。

7.负责对涉及技术方面的检查工作不符合项严重性进行评价，原因分析，组织技术复验工作；并跟踪检查工作不符合项的处理结果。

8.提出涉及技术方面的预防措施要求，对各中心预防措施的有效性进行验证。

9.负责审核技术人员技术培训、考核、资质确认等工作。

10.审核开展新检查项目的准备、试运行和对试运行情况的评审。

11.年终对质量控制和改进工作进行总结，向主任委员汇报质控工作进展。

#### 五、护理组秘书职责

1.在主任委员、副主任委员的领导下，负责会务工作的程序、流程：常规会务组织实施、文档管理、参观检查、友好交流等工作的接待事宜。

2.收集、管理相关数据资料，定期随访服务对象，验证阳性病例符合率。

3.协助专业组人员工作的管理，负责专家组间会议通知、信息协调，及时接收专家组负责工作的报告。

4.做好成本控制与核算工作。

5.配合完成专家组安排的其他工作。

## 六、医疗组秘书职责

1.在主任委员、副主任委员的领导下，负责常规会务的筹备、会议记录、会议报告的初稿撰写。

2.建立超声质量控制信息资料数据库。

3.完善相关超声质控文件的书写。

4.负责与各领导及相关人员主动沟通，领会各项工作的内涵，妥善组织实施。

5.科室文化建设与宣传工作等。

# 第七章 遵循产前超声质量管理制度

医疗规章制度既是权利又是义务，是医疗行为的"法律"，贯穿整个医疗行为过程，是医疗行为准则的重要依据。严格落实贯彻医疗规章制度，是医院医疗管理的根本措施、促进医疗质量管理持续改进、提升医疗服务能力的基础，是医疗安全保证的前提。

**一、产前超声诊断室工作制度**

1.从事超声专业的各级医务人员必须严格执行《执业医师法》和《母婴保健法》。非医疗目的不得将胎儿性别告知病人。

2.每一位超声诊断医务人员要认真执行国家卫生部下发的《产前诊断技术管理办法》，严格执行超声产前诊断技术规范和各种规章制度。

3.产前超声诊断胎儿发育异常实行三级医师诊断制。首诊医师发现可疑病例时，必须经科内两位以上医师检查后，方可出具超声诊断结果。必要时转到超声专家会诊后再确定诊断。

4.产前彩色超声检查中对胎儿的各系统、各脏器必须认真、仔细地检查，彩色超声报告单必须按照内容要求填写完整，签名清楚。

5.对产前超声诊断的各种明确的胎儿畸形，或可疑畸形病例，必须实行追踪随访，并将声像图储存备查。

6.凡经超声诊断的各种胎儿发育异常，由专人负责登记、随记、收集有关资料。

7.超声诊断医师负责与产前诊断医生一起配合进行产前诊断的介入手术，并按要求做好一切有价值的资料记录存储存档工作。

**二、产前超声人员管理及培训制度**

合理配置产前超声人力资源，确保有足够的经过充分培训和有经验有资格的工作人员满足工作需要。

1.产前超声独立操作人员要求：具有执业医师证及医师资格证，接受过产前超声的系统培训，在本岗位从事妇产科专业超声检查工作5年以上。

2.人员培训及考核：工作人员应每1~2年至少参加1项省级或国家级继续教育项目，参加相关学术交流会议。

3.未取得上岗培训合格证的人员在合适的时间内参加技术培训。

4.定期组织内部人员学习，更新超声产前诊断方面的相关知识，提高自身理论和操作水平，并作好培训记录。

5.科室人员每年应至少提交1篇本专业相关学术论文作为年度业务考核的内容之一。

6.建议对年度产前工作做一小结，并对出现的技术问题进行研究讨论，找出解决方法，不断提高专业技术水平。

7.诊断室人员档案：建立所有工作人员的技术档案，包括：学历、任职资格、发表论文、研究成果、培训等相关资料复印件。

**三、超声产前诊断室仪器设备管理制度**

1.仅内部工作人员有权使用科室的仪器设备，实行专人保管。

2.仪器设备的使用者在使用前必须进行相关的培训操作，熟悉仪器设备的操作使用程序。

3.仪器使用者必须熟练掌握所使用仪器的维护技能，并按标准操作程序对仪器进行日常的维护工作，保持仪器处于完好状态，并做好维护登记记录。

4.仪器安装应由专业人员进行安装，检查电源和线路是否符合仪器的要求，以确保人员和仪器的安全使用。

5.当仪器设备出现异常或故障时应立即停用，报负责人或设备科进行维修，并做好维修记录。

6.仪器设备报废制度：仪器因老化或其他原因损坏，经设备科确认不能修复使用后，应申请报废，不能私自继续使用。

**四、产前超声会诊制度**

1.凡遇疑难病例，应及时申请会诊。

2.科内会诊由主治及以上医师担任。中午或晚上等非办公时间，由两位值班医生担任会诊工作（非病情紧急可在取得受检者同意后预约会诊时间），不能解决时则申请更高级别医师会诊。住院医师、进修医师不得单独进行会诊。

3.科内会诊由接诊医师提出，会诊医师会诊后要在报告单上签名，并保存在电脑工作站上。

4.科内会诊不能解决问题则申请外院会诊，经科主任同意后申请。

5.各医师必须严格执行上述规定，如有违规，经查实后纳入质量管理扣罚范围。

6.超声检查如发现有严重问题时（如胎儿畸形等），经科室会诊后，在病情允许的情况下，为慎重起见，可在报告上建议"上级医院进一步检查"。对上级医院反馈的意见应设立《上级医院会诊反馈登记本》，原始资料妥善保存。

7.对下级医院转诊的病例也应登记，设立《下级医院转诊登记本》。

**五、疑难病例讨论制度**

1.医务人员要以谨慎、求实的态度对疑难病例组织讨论，目的是让全科对疑难病种提高认识，统一诊断标准，规范操作及报告书写。

2.疑难病例讨论会每月至少举行一次。

3.准备讨论的疑难病例应于会前一天通知参会人员做好讨论准备。

4.疑难病例讨论会一般由科主任主持（或由科主任指派主持人），专人负责会议记录及资料管理。

5.讨论前，由病例负责医师（或首诊医师）做好准备，会议中负责详细介绍病情、诊疗过程、随访结果等。

6.会议中由主持人提出议题，分级发言，顺序为住院医师→主治医师→主任（副主任）医师，最后由科主任或会议主持人小结，制定组织日后实施方案。

7.与临床关系密切的也可邀请临床科室代表参加讨论会。

8.会后，参加会议人员阅读会议记录并签名。

### 六、超声室隐私保护制度

1.禁止在诊室内会客，非当班工作人员不得随意进出工作中的诊室，因故需要进入的也必须敲门取得同意后进入，避免引起受检者不安。

2.在条件允许情况下尽量实行一人一诊室；条件有限一室两床的中间也须有屏风或分隔帘。

3.直对诊室门口的诊床须有屏风或分隔帘，诊室窗户配有窗帘，杜绝偷窥隐患。

4.教学观摩应取得病人同意。

5.科室人员有关心、爱护、尊重患者隐私的义务，非检查必要部位不暴露，需要暴露敏感、隐私部位的要向受检者说明，取得同意后方可检查。

6.受检者有权拒绝异性医师检查；异性医师给病人进行敏感、隐私部位的检查时应安排护士或家属在旁陪同。

7.认真落实报告保密制度，报告发放到手，作废报告个人资料要模糊处理，集中存放，不得随意摆放。

8.工作中对病人的隐私要严格保密，守口如瓶，不得外泄，不得宣扬、任意传播；更不能利用工作之便索取非法利益。

### 七、超声产前诊断室报告管理制度

1.检查结果的报告应客观、准确、清晰、及时，坚决杜绝虚假报告。

2.报告打印后及时录入电脑保存，并同时做好结果文本登记工作，其中包括患者的联系电话号码、住址、相关临床资料等。

3.每份报告均应使用统一的报告打印专用纸张，报告内容应详细包括：病人姓名、性别、年龄、临床诊断、检查项目、检查日期、报告日期、检查医师签名（会诊病例必须有会诊医师签名）等，否则视为无效或虚假报告。

4.所有检查及报告的签发须由具备超声诊断医师资格的医师进行核对、签名方能生效，疑难或阳性超声报告，应由两名具备超声产前诊断医师资格的医师签发。

5.严禁非医疗目的的胎儿性别鉴定、特殊检查，如因医学需要对胎儿进行鉴定的，需由院部批准内两名以上具备超声产前诊断医师资格的医师进行核对，签名方能生效。

6.为保密起见，原则上不采用电话、传真、邮寄等形式发送报告。如临床科室或患者由于特殊情况且理由充分，要求以上几种特殊形式发送报告的，应详细记录好患者的通讯地址、邮编、电话号码、至少一个直系亲属姓名、联系电话等，经科室负责人签名同意后方可发送。

7.任何形式的报告和患者资料等必须遵循医院患者临床病历资料保密原则，未经许可，一般人员不可咨询或复印，特殊情况时需经科室负责人同意签名后方可进行。

**八、超声病例随访制度**

1.随访工作在科室质量与安全管理小组的领导下进行，科主任负责组织、监督随访工作。

2.由科主任或高级职称医师筛选出疑难、少见等有价值的病例，留取图文报告，保存临床信息，以便查询。

3.每年年初制订随访工作安排，制订专人负责随访工作，通过电话或短信、电子邮件随访超声阳性及特殊疑难病例，并保存记录。

4.疑难、少见等有价值的病例要拷贝图像，存储在电脑或移动硬盘中，并分类保存，以便今后病例分析、讨论。非疑难病例应随访记录结果。

5.随访后要求记录全面，包括超声影像学诊断、核磁、出生后的超声诊断以及转归。并组织疑难病例讨论，分析误诊、漏诊原因，并提出整改措施，不断提高超声诊断质量。

6.做好随访记录和统计工作。设立《疑似出生缺陷登记表》备案，定期对表中登记的病例进行随访统计。

### 九、超声业务学习制度

为顺应医学发展，提高科室人员整体素质，贯彻继续教育制度及终身学习精神，营造良好学习氛围，特制定以下学习制度：

1.每月定期或不定期组织业务学习1~2次。

2.全体科室人员参加，必要时邀请相关科室人员参与听课，无故不得请假。

3.计划制订及实施：每年初制订学习计划，包括课程形式、安排等，相关内容登记、记录并存档（见"业务学习计划一览表"及"业务学习登记表"），专人负责落实。

4.积极参加医学继续教育，并传达相关新进展、新技术内容。

5.积极书写论文并投稿。

### 十、产前超声诊断室应急处理制度

1.电脑网络故障应急处理制度

（1）电脑网络发生故障时，应先进行主机、分机的重启，可解除因部分系统故障产生的问题。

（2）如（1）操作无效，则马上通知医院信息科处理。

（3）信息科一时未能解决问题或必须通知厂家才能处理问题时，门急诊病人报告用手写形式发出。非急诊病人另行通知合理时间发放报告。住院病人检查结果可由主诊医师向该病人主管医师说明原因后，口头告知检查结果或发出手写报告，排障后重新发放电脑报告。

（4）电脑恢复使用后应把故障期间检查的病人信息重新输入电脑归档。

2.停电时应急处理制度

（1）如医院电工科预先发出院内定时停电的通知后，科内医生或当值医生应按规定时间停止工作，断掉仪器电源，等候电力重新供应后方能重启。

（2）一旦停电，应立即关掉仪器及电闸，同时通知电工班启用备用发电设备，尽量争取在最短的时间内供应电源，尽量不影响工作的正常进行。

3.发生火警时的应急处理制度

（1）科室内的火警多为电源或仪器设备故障所引起，平时应做好检修工作。

（2）科室人员应进行防火、灭火安全知识培训，设置灭火设施。

（3）科室工作完成后应关闭不使用的设备电源。

（4）一旦发生火警，应冷静、沉着，不要惊慌失措，查明火警点，立即切断电源，就地取材或使用干粉灭火器灭火，使火源扑灭在萌芽状态，同时报告医院总务科级院内主任。如火势蔓延，应马上拨打119火警电话，同时疏散科内人群。

### 十一、超声检查安全性操作规定

为确保超声波设备在生产过程中的安全正确使用，保障人身和设备设施的安全，指导操作工正确操作，特做如下规定。

1.着装：工装要穿戴整齐，扣好纽扣，穿长袖工装时，要扣牢衣袖的扣子。

2.清理工作环境：开机操作前必须清理工作台面和机器周边的物品，工作台面和周边不得堆放阻碍安全的物品。

3.严格按规范操作，坚决杜绝不良习惯：未经培训合格，不得上岗操作；未经管理人员指定，不得擅自操作机器；操作时，思想应高度集中，不准一边与人谈话一边进行操作，严禁嬉笑，打闹，聊天等注意力不集中现象；严禁酒后操作设备；严禁将手或身体的任何部位伸入； 清理模区内的废物时，要关停机器后用工具进行清理，严禁在机器运行时清理； 机器或模具有防护装置的不能私自拆卸，如有特殊需要，须经主管同意后由机修人员拆卸； 中途离岗时必须关停机器，不得在机器运转时无人照看；下班前应关停机器，切断电源，清理工夹具和机床周边物品，清洁机床，工作部位涂润滑油；要按规定做好设备的日常保养和定期保养。

4.发现安全隐患时的处理：设备出现异常或故障时，应立即停止操作，关停机器，报告主管由有关管理人员处理。当出现安全事故时，应立即停止操作，关停机器，采取必要的紧急措施，防止事态扩大，把损失限制在最低限度，并立即报告主管或有关管理人员。

**十二、 出生缺陷报告制度**

1.根据《中国出生缺陷监测方案》、中国出生缺陷监测中心制定的《主要先天畸形诊断手册》中的23类出生缺陷的定义、特征及诊断标准对新生儿进行检查。

2.填报《出生缺陷儿登记卡》。填报内容完整，清楚描述出生缺陷、畸形部位和诊断。

3.专人负责报卡及统计，月汇医院相关部门及报市卫生局监测工作部门，定期公布出生缺陷上报情况。

4.临床科室定期对新生儿出生缺陷病例进行汇报和讨论。

**十三、超声室工作管理制度**

1.在科主任领导下，完成医疗、科研、教学工作。

2.诊室应保持整洁、干净、安静、秩序良好的工作环境。禁止吸烟。

3.工作人员仪表端庄，衣帽整洁，态度和蔼。佩戴胸卡上岗。

4.每日完成门诊、病房提出的超声检查申请及院外会诊。准确、及时报告检查结果。疑难问题及时报告上级医师会诊。

5.严格遵守操作规程，注意安全，下班前清洁仪器探头。切断电源，关好门窗、水，做好防火、防盗工作。

6.严格执行医院的规章制度，不脱岗、不串岗、不闲谈。对病人一视同仁，耐心解答问题。

7.对重病员、新生儿、儿童、住院病人、残疾人等，及早安排就诊。

8.认真做好消毒隔离工作，预防院内感染。诊查新生儿及儿童应洗手，清洁探头。对有皮肤传染病的患者进行检查时，应将探头用薄膜包好隔离后再行检查。

9.保持与临床科室联系，特殊病例应追踪、随访。

10.检查记录应保管好。

### 十四、超声预约检查制度

1.预约人员认真阅读预约申请单，对姓名、性别、年龄、科别、住院号、检查部位详细了解。

2.向患者或患者家属细致交代检查前准备的注意事项，推算合适的孕周，根据检查项目预约至相应的检查室及检查时间。

3.预约人员把预约申请单放置相应的检查室，排好次序，必要时录入工作站预约。

4.预约人员要文明礼貌，耐心细致解答病人的咨询。

5.对会诊、转诊、疑难病例要详细登记基本信息及诊断和转诊医院。开通绿色通道及时尽早安排检查。

### 十五、产前超声内务管理制度

1.非工作人员未经允许不得进入超声室。

2.从事超声医师必须熟悉仪器性能方允许操作，严格遵守操作流程。

3.超声诊断医师应保持仪器卫生整洁，严禁在室内抽烟，吃零食，非仪器操作人应尽量少入。

4.超声诊断医师每天负责仪器的整洁、安全检查电源，水龙头，节假日值班人员负责检查仪器、设备，确保安全。

5.超声诊断室地面必须平整、干净，通道要利于通行，无阻碍。

6.合理规划超声诊断室内物品，做到摆放整齐、有序，无用的或使用频率低的物品放置到储存处，常用的物品应容易寻找到。

7.抽屉、柜子要作好标记，以方便识别、取用。

8.每天工作结束后擦拭探头残留的耦合剂，并将电缆线复位擦拭干净，以防反复扭动易引起断线或接触不良。对工作台面进行清洁，遮盖超声仪器，并用紫外灯进行消毒，并做好记录。

9.每月要检查清洗一次机器的通风过滤装置，保证机器工作时不致过热而烧坏机器。

10.每天下班前要关门，检查仪器的电源是否关闭。

### 十六、 档案管理规章制度

1.产前超声应设立产前超声诊断档案室，书写、保存进行产前诊断者的档案。

2.档案由专人管理，档案内容包括产前诊断者的资格、证书、培训经历及相关成就等，产前超声文字资料、影像资料以及其他相关资料。

3.工作人员应尊重隐私权并保密。

# 第八章 产前超声检查程序及参考模板

## 一、产前超声检查程序规范

1.产前超声检查前确保孕妇已填写《产前超声检查知情同意书》，让孕妇了解超声的优点及其局限性。

2.产生诊断医师接到申请单后，校正电脑患者资料是否完整，如有遗漏或疑问直接询问患者或致电临床医师，并补充完整。

3.接诊医师按《超声诊疗规范》认真检查，按要求做好记录、测量和图像采集储存。

4.超声医师检查过程中如发现特殊情况可根据实际，向临床医师建议增加其他功能检查项目。

5.检查过程中应参考患者以往检查记录及其他检查结果，根据需要补充询问病史，以做出更准确的判断。

6.检查过程中如发现患者有不适情况，检查医师应根据具体情况暂停检查，让患者稍作休息，必要时通知临床医师。重症患者应由临床医务人员全程陪护。

7.因胎位或其他因素影响检查的，可嘱患者等候一段时间再进行检查，再向患者说明情况获得理解配合。

8.传染病患者应安排在最后检查，检查完毕更换床单，检查医师做好安全防护，检查完毕，有关物品严格消毒，检查者用消毒液洗手，如为呼吸道传染病检查者，诊室应进行紫外线空气消毒。

9.如有疑难或严重异常病例，应由两名或以上具有相关资格的产前诊断医师共同完成检查并签名确认。

10.检查医师签具报告前，应按照《超生产前诊断报告管理制度》对报告进行审核，审核不合格的报告应立即修正补发报告，必要时由多名医师会诊后再次审核签名补发。

11.进修、实习或其他不具相关资格的人员检查后，必须由具有产前诊断资格的超声医师再次检查，报告也必须由具备资格的医师签名方可生效。

12.检查完毕，嘱患者在诊室外等候报告，正常情况下检查完毕20min内发出报告，特殊情况不能及时发出报告的需向患者说明取得理解，最晚要在检查完毕后的两个工作日内发出报告。

13.对阳性病例做好标示，登记归档。

14.定期进行疑难病例讨论及组织超声产前诊断业务学习。

**二、产前超声质量控制及风险规避方法**

1.有专门的"产前超声检查申请单"，有别于其他超声项目的申请单，以规范超声检查申请。

2.产前超声申请单后附有《产前超声检查知情同意书》，让孕妇了解超声的优点及其局限性。

3.不同孕周胎儿及不同产前超声检查项目均按照采集图片要求规范留取。

4.超声检查仪器设备的合理设置及调节。

5.产前超声医生需接受系统化专业培训。

6.超声检查的内容标准化。

7.超声检查时间控制在30min左右，对于显示不清晰的部位，应间断反复观察，直到图像满意为止。

8.超声报告的科学书写及筛查标准图片的采集。

9.严格的会诊制度，对于诊断胎儿畸形，需2名高年资医生会诊。

10.质量控制人员抽查超声筛查报告，出现问题及时反馈，建议整改，通报胎儿畸形诊断符合率。发现漏诊病例，及时组织全科进行讨论，分析漏诊原因。

### 三、产前超声检查知情同意制度

1.目前开展的产前超声检查内容如下：

（1）I级产前超声诊断（早孕期超声检查）

（2）I级产前超声诊断（中、晚孕期一般产前彩色超声检查）

（3）Ii级产前超声诊断（中、晚期妊娠胎儿彩色超声检查）

（4）III及产前超声检查（孕中期胎儿超声筛查）

（5）III及产前超声检查（三、四维超声）

（6）NT测量（11~13$^{+6}$周最佳）

（7）胎儿超声心动图检查

2.加大向广大孕妇宣传产前超声检查的安全性、目的、检查适宜时间、局限性及超声易受各种因素影响而致无法显示或显示不清，应该在科室宣传栏上做科普宣教，《产前超声检查申请单》后均附有《产前超声检查知情同意书》，检查前应嘱咐受检者详细阅读并本人签字同意（本人无行为能力的，应当经监护人同意并签署意见）。

3.向孕妇宣传胎儿畸形是一个动态过程，没有发展到一定程度时，有可能不为超声所显示。

4.向广大孕妇介绍国家卫生部规定产前超声检查必须确诊如下六大病种：①无脑儿，②严重脑膨出，③严重开放性脊柱裂，④严重腹壁缺损及内脏外翻，⑤单腔心，⑥致命性软骨发育不良。

5.产前超声检查阳性者至少两名医生签名。

### 四、产前超声检查知情同意书参考模板

产前超声检查知情同意书：

通过医生的讲解和沟通，孕妇方对以下情况表示完全知情和理解。

超声检查是一种对胎儿无创、安全的影像学检查技术。但超声仪器有一定

的局限性，和其他检查一样，不是一种万能的检查。

超声检查能够在合适的孕周检测出大部分胎儿形态与结构异常。但超声检查受被检查者各种因素的影响，包括母体情况，孕周、胎儿体位、羊水，胎儿活动、胎儿骨骼声影等多因素影响，许多器官或部位可能无法显示或显示不清。同时超声显像也不可能将胎儿的所有结构显示出来，因此超声检查不能检测出所有的胎儿畸形，包括胎儿心脏畸形，即诊断符合率不可能达到100%。

胎儿畸形是一个动态形成的过程，没有发展到一定程度时，有可能不能为超声所显示。胎儿畸形和胚胎正常生长发育一样，随着孕周的增长，胎儿长大，胎儿的畸形也随之增大。因此，每次超声检查的结果只表示当时胎儿情况。

超声产前诊断包括：系统超声检查、超声心动图检查。系统超声检查可能发现的严重畸形是：无脑儿、严重脑膨出、严重开放性脊柱裂、严重胸腹壁缺损并内脏外翻、单腔心、致死性软骨发育不良。胎儿先天性心脏疾病的检查需要进行超声心动图检查。

孕妇方根据本人情况和经治医生的建议，选择：系统超声检查、超声心动图检查（在所选择项目上划√）

孕妇方已充分了解该检查的性质、合理的与其目的、风险性和必要性，对其中的疑问已得到经治医生的解答。经本人及家属慎重考虑后同意接受超声产前诊断并愿将本次妊娠的最终结局及时与医方沟通。为确认上述内容为双方意思的真实表达，医方已履行了告知义务，孕妇方已享有充分知情和选择的权利，签字生效。

孕妇签字：　　　　　　　医生签字：

孕妇丈夫签字：　　　　　日　期：

### 五、产前超声报告参考模板

I级（14~18周）模板

胎儿超声测值：BPD:cm（周天），AC:cm（周天），FL:cm（周天），HR：次/min。羊水暗区:cm。

胎儿超声描述：

胎儿头面部：颅骨呈圆形光环，脑中线居中。

胎儿四肢：双侧上臂及其的肱骨可见，双侧大腿及其内的股骨可见。

胎儿腹部内脏：肝、胃泡可见。

胎儿脐带：脐动脉两条。颈部皮肤未见脐带压迹。

胎盘附着于子宫壁，胎盘0级，厚约cm。

超声诊断：

宫内妊娠，单活胎。

胎儿大小相当于周天。

建议定期复查。

I级中晚孕

胎儿超声测值：双顶径：cm，头围：cm，腹围：cm，股骨长：cm，羊水指数：cm，羊水最大深度：cm。胎儿心率次/min，心律齐。脐动脉血流频谱：S/D:。

胎儿超声结构描述：胎位LOA、LSA。

胎儿头面部：颅骨呈圆形光环，脑中线居中。

胎儿上唇皮肤连续性未见明显中断。因胎位关系胎儿面部显示不清。

胎儿脊柱：脊柱排列整齐。

胎儿心脏：四腔心切面可显示。

胎儿脐带：颈部未见"U"型压迹。

胎盘附着在子宫壁，胎盘Ⅱ、Ⅲ级。

超声诊断：

宫内单胎、活胎、晚孕、头位、臀位。

脐带绕颈

脐血流测值正常

超声估测体重约g±250g　胎儿大小约周天

建议定期复查

Ⅱ级模板

胎儿超声测值：

双顶径：cm（周天），头围：cm（周天），腹围：cm（周天），股骨长：cm（周天），羊水指数：cm，羊水最大深度：cm。胎儿心率：次/min，心律齐。脐动脉血流：S/D:。

胎儿超声结构描述：胎位LOA、LSA。

胎儿头面部：颅骨呈椭圆形强回声环，两侧大脑半球对称，脑中线居中，侧脑室无明显扩张。透明隔腔可见。丘脑可见、左右对称。小脑横切面上，小脑半球形态无明显异常，左右对称，小脑蚓部可见，后颅窝池无明显增大。胎儿上唇皮肤连续性未见明显中断。因胎位关系胎儿面部显示不清。因胎龄过小胎儿面部显示欠清。

胎儿颈部：颈部未见"U"型压迹及彩色血流环绕。

胎儿胸部：心律整，四腔心切面可显示，左、右房室大小基本对称，二尖瓣和三尖瓣启闭运动可见。

胎儿腹部：胎儿肝、胃、双肾、膀胱可见，双侧肾盂无分离。胎儿腹壁回声连续，脐带插入胎儿腹壁可见，脐带根部未见明显包块。

胎儿脊柱：呈两条串珠状平行排列的强回声带，排列整齐连续，两者在骶尾部相互靠拢且略向后翘。

胎儿脐带：脐动脉两条。

胎盘附着在子宫壁，胎盘厚：cm，胎盘0级。

超声诊断：

宫内妊娠，单活胎、头位；

脐带绕颈；

脐动脉血流频谱测值正常范围；

胎儿大小约周天　超声估测体重约g ± 250g；

建议产前咨询及定期复查；

Ⅲ级模板

胎儿超声测值：双顶径：cm（周天），头围：cm（周天），腹围：cm（周天），股骨长：cm（周天），肱骨长：cm（周天）。羊水最大深度：cm。胎儿心率次/min，心律齐。脐带血流：S/D：。

胎儿超声结构描述：胎位LOA、LSA。

胎儿头面部：颅骨呈椭圆形强回声环，两侧大脑半球对称，脑中线居中，侧脑室无明显扩张。透明隔腔可见。丘脑可见、左右对称。小脑横切面上，小脑半球形态无明显异常，左右对称，小脑蚓部可见，后颅窝池无明显增大。上唇皮肤回声未见明显连续性中断。因胎位关系胎儿面部显示不清。

胎儿颈部：未见"U"型脐带压迹及彩色血流环绕。

胎儿胸部：肺脏可见，心律整，心尖指向胸腔左侧，心胸比例无明显增大。四腔心切面可显示，左、右心房及左、右心室大小基本对称，房间隔卵圆瓣可见，心脏中央"十"字交叉存在，两侧房室瓣均可见启闭运动。左、右心室流出道切面显示，主动脉与肺动脉可显示，两者在心底呈交叉排列，管径大小无明显异常。

胎儿腹部：腹壁回声连续，脐带插入胎儿腹壁可见，脐带根部未见明显包块。肝脏、胆囊、胃、肠、双肾、膀胱可见，双侧肾盂无分离。

胎儿脊柱：呈2条串珠状平行排列的强回声带，排列整齐连续，两者在骶尾部相互靠拢且略向后翘。

胎儿四肢：双侧上臂及其内的肱骨可见，双侧前臂及其内的尺、桡骨可见，双手呈握拳状。双侧大腿及其内的股骨可见，双侧小腿及其内的胫、腓骨可见，双足可见。

胎儿脐带：脐动脉2条。

胎盘附着在子宫壁，胎盘0级，厚cm。

超声诊断：

宫内妊娠，单活胎 、头位；

脐带绕颈；

脐动脉血流频谱测值正常范围；

超声估测体重约g±250g ，胎儿大小约周天；

建议产前咨询及定期复查；

心脏模板

超声解剖径线测量（mm）：

左房：     右房：     左室：     右室：

卵圆孔内径：主动脉内径：肺动脉内径：

超声血流动力学指标（cm/s）：

三尖瓣：E：，A：           二尖瓣：E：，A：

主动脉流速：               肺动脉流速：

胎儿心脏超声结构描述：

上腹部横切面：腹腔脏器正位，肝脏及胆囊位于右侧，胃泡位于左侧，腹主动脉位于脊柱左前方，下腔静脉位于腹主动脉右前方。

胎儿心脏：心胸比例无明显增大。四腔心切面可显示，心尖指向胸腔左侧，左、右心房及左、右心室大小基本对称，房间隔卵圆瓣可见，心脏中央"十"字交叉存在，房室连接一致，两侧房室瓣均可见启闭运动。左右心室流出道切面可显示，主动脉与肺动脉可显示，两者在心底呈交叉排列，管径大小无明显异常，主动脉弓降部、动脉导管正常。上腔静脉及下腔静脉连接至右心房。心包未见明显积液。

彩色多普勒：左右房室瓣无明显反流，心室水平无明显分流，可显示两条肺静脉入左心房。

胎儿心率次/min，心律齐，脐动脉血流S/D：。静脉导管血流频谱未见明显异常。

超声诊断：

目前胎儿心脏结构未见明显重大畸形；

建议定期复查，建议出生后复查；

NT模板

子宫增大，宫腔内见一胎儿回声。

胎儿超声测值：头臀径：cm，NT：cm，胎儿鼻骨：cm。IT：cm。三尖瓣未见返流信号，静脉导管未见a波反向及消失。羊水最大深度：cm。HR：次/min，心律齐。

胎儿超声描述：胎儿头面部：颅骨呈圆形光环，脑中线居中。

胎儿四肢：双侧上臂及其内的肱骨可见，双侧大腿及其内的股骨可见。

胎儿腹部内脏：肝、胃泡可见。

胎儿脐带：脐动脉两条。颈部皮肤未见压迹。

胎盘附着于子宫壁，胎盘0级，厚约cm。

超声诊断；

宫内妊娠，活胎，如孕周大小。

胎儿NT在正常范围内。

建议产前检查及早孕产筛检查。

建议产前咨询。

# 附件一

## 中国医师协会超声医师分会
## 产前超声检查指南(2012)

### (2012年6月1日 北京)

产前超声检查是应用超声的物理特性,对胎儿及其附属物进行影像学检查,是了解胚胎、胎儿主要解剖结构的大体形态最常用、无创、可重复的方法。超声检查的应用,有利于进一步提高出生人口的质量。然而,由于超声技术的局限性,超声检查不能发现所有的畸形,也不能对胎儿以后的发育做出预测,所以超声诊断不能等同于临床诊断。该指南对从事产前超声检查医师的资质、仪器设备提出要求,并对各阶段产前超声检查的时机、适应证、内容进行了规范。

**一、基本要求**

(一)机构的设置

1.产前超声筛查机构的设置

产前超声筛查应在卫生行政部门许可的医疗机构开展。

2.产前超声诊断机构的设置

产前超声诊断应在卫生行政部门许可的具有产前诊断技术资格的医疗保健机构开展。

(二)人员要求

1.产前超声筛查医师条件

(1)从事Ⅱ级或以下产前超声检查的医师,必须取得执业医师资格。从事Ⅲ级产前超声检查的医师,必须取得执业医师资格,并接受过产前超声诊断的系统培训。一级医疗保健机构,助理执业医师可以从事Ⅰ级产前超声检查。

(2)熟练掌握胎儿发育各阶段器官的正常超声图像,对常见的严重体表畸形和内脏畸形有一定的了解和识别能力。

2.产前超声诊断医师的条件

与卫生部《产前诊断技术管理办法》中产前超声诊断医师要求一致。

（1）从事产前超声诊断的医师，必须取得执业医师资格，并符合下列条件之一：

①大专以上学历，且具有中级以上技术职称，接受过产前超声诊断的系统培训。

②在本岗位从事妇产科超声检查工作5年以上，接受过产前超声诊断的系统培训。

（2）熟练掌握胎儿发育各阶段器官的正常与异常超声图像，能鉴别常见的严重体表畸形和内脏畸形。

（三）设备要求

1.产前超声筛查设备要求

（1）开展一般产前超声检查（Ⅰ级）及常规产前超声检查（Ⅱ级）的超声室应配备实时二维超声诊断仪或彩色多普勒超声诊断仪。开展系统产前超声检查（Ⅲ级）及11~13$^{+6}$周颈项透明层（NT）超声检查的超声室应配备高分辨率的彩色多普勒超声诊断仪。在穿透力允许条件下，尽可能使用频率高的探头。

（2）具有完整的图像记录系统和图文管理系统，供图像分析和资料管理。

2.产前超声诊断设备要求

（1）超声室应配备高分辨率的彩色多普勒超声诊断仪。在穿透力允许条件下，尽可能使用频率高的探头。

（2）具有完整的图像记录系统和图文管理系统，供图像分析和资料管理。

## 二、管理

1.严格执行中华人民共和国国家计划生育委员会颁布《关于禁止非医学需要胎儿性别鉴定和选择性别人工终止妊娠的决定》，严禁非医学需要的胎儿性别鉴定。

2.未取得产前诊断技术服务资格的医疗保健机构在进行产前超声筛查时，发现可疑病例，应出具超声报告，同时应将可疑病例转诊至开展产前诊断技术的医疗保健机构。

3.规范因医学需要终止妊娠的管理，经产前超声检查发现胎儿有严重畸形需终止妊娠者，须经具有产前诊断资格的医疗机构签署医学意见，转产科临床处理。

4.进行服务告知，将本机构开展的产科超声检查服务内容告知孕妇，Ⅲ级和Ⅳ级产前超声检查应与服务对象签署知情同意书。

### 三、产前超声检查的分类及时机

（一）产前超声检查的分类

1.早孕期超声检查（孕 13$^{+6}$ 周以内）

（1）早孕期普通超声检查。

（2）11~13$^{+6}$ 周 NT 超声检查。

2.中晚孕期超声检查

（1）一般产前超声检查（Ⅰ级产前超声检查）。

（2）常规产前超声检查（Ⅱ级产前超声检查）。

（3）系统产前超声检查（Ⅲ级产前超声检查）。

（4）针对性产前超声检查（Ⅳ级产前超声检查）。

3.有限产前超声检查。

（二）产前超声检查的时机

本指南推荐产前超声检查的3个重要时间段为11~13$^{+6}$周、孕 20~24 周、28~34 周。

### 四、各类产前超声检查的适应证、检查内容及要求存留图像

（一）早孕期超声检查

1.早孕期普通超声检查

可以选择经腹部或经阴道检查。

（1）适应证

证实宫内妊娠；

临床可疑异位妊娠；

评估孕周；

诊断多胎妊娠；

了解胚胎、胎儿情况（存活或死亡）；

早孕期出血查因；

早孕期下腹痛查因；

评估母体盆腔包块、子宫畸形；

临床怀疑葡萄胎；

辅助绒毛活检。

（2）检查内容

①妊娠囊，观察妊娠囊的位置、数目、大小、形态。

②卵黄囊，观察卵黄囊的大小与形态。

③测量头臀长，观察胎心搏动。

④子宫及双附件，观察子宫形态及肌层回声、子宫与妊娠囊的关系，双侧附件有无包块。

（3）建议存留以下超声图像

包括妊娠囊在内的子宫纵切面、横切面，测量胚长或头臀长切面。

（4）注意事项

①头臀长应在胚胎最大长轴切面测量或在胎儿正中矢状切面测量，此时胎儿为自然伸展姿势，无过伸或过屈。

②超声不能够诊断所有异位妊娠，目前国内文献报道异位妊娠的经腹超声检出率为 40.9%~76.0%，经阴道超声检出率为 75.6%~95.8%。

2.11~13$^{+6}$ 周 NT 超声检查

（1）适应证

适合所有孕妇，尤其是有以下适应证的孕妇：

孕妇年龄<18 岁或≥35 岁孕妇；

夫妇一方是染色体平衡易位携带者；

孕妇染色体异常；

孕妇患有如贫血、糖尿病、高血压、严重营养障碍等疾病；

孕妇吸烟、酗酒；

孕早期有 X 线照射史或病毒感染史；

有异常胎儿妊娠史；

有遗传病家族史；

试管婴儿。

（2）检查内容

①胎儿数目及绒毛膜性。

②胎心搏动。

③胎儿生物学测量：头臀长。

④测量 NT。

⑤胎儿附属物。

ⅰ胎盘：观察胎盘位置、测量胎盘厚度。

ⅱ羊水量：测量羊水最大深度。

⑥孕妇子宫：主要观察宫颈内口，如孕妇提供子宫肌瘤病史需评估肌瘤位置及大小。

（3）建议存留以下超声图像

胎儿正中矢状切面、胎儿头颈及上胸部正中矢状切面（NT 测量图）。

（4）测量 NT 的注意事项

①NT 建议在头臀长为 45~84mm 时测量，相当于$11~13^{+6}$孕周。

②标准测量平面是胎儿正中矢状切面，此切面亦是测量头臀长的标准切面。

③应尽可能放大图像至只显示胎儿头颈部及上胸部，令测量游标的轻微移动只能改变测量结果 0.1mm。

④应清楚显示并确认胎儿背部皮肤及 NT 前后平行的2条高回声带，测量时应在 NT 最宽处测量，且垂直于 NT 无回声带，测量游标的内缘应置于无回声的NT 外缘测量。

⑤应测量3次，并记录测量所得的最大数值。

⑥有颈部脑脊膜膨出时，注意辨认，避免误测。

⑦有脐带绕颈时，需测量脐带绕颈处上下 NT 厚度，并取其平均值。

⑧应明确区分皮肤和羊膜，避免将羊膜误认为皮肤而误测 NT。

（二）中、晚孕期超声检查

1.一般产前超声检查（Ⅰ级）

（1）适应证

适合所有孕妇，主要适合于有以下适应证的孕妇：估测孕周、评估胎儿大小、确定胎方位、怀疑异位妊娠、胎动消失、怀疑羊水量异常、胎头倒转术前、胎膜早破、胎盘位置及胎盘成熟度评估。

（2）检查内容

①胎儿数目。

②胎方位。

③观察并测量胎心率。

④胎儿生物学测量。

ⅰ双顶径；

ⅱ头围；

ⅲ股骨长度；

ⅳ腹围。

⑤胎儿附属物。

ⅰ胎盘：观察胎盘位置、测量厚度、评估胎盘成熟度；

ⅱ羊水量：测量羊水最大深度。

（3）建议存留以下超声图像

丘脑水平横切面、上腹部横切面（腹围测量切面）、股骨长轴切面、测量胎心率图（多普勒或 M 型）。

（4）注意事项

①一般产前超声检查（Ⅰ级）进行胎儿主要生长参数的检查，不进行胎儿解剖结构的检查，不进行胎儿畸形的筛查。

②若检查医师发现胎儿异常，超声报告需做出具体说明，并转诊或建议系统产前超声检查（Ⅲ级）。

2.常规产前超声检查（Ⅱ级）

按卫生部《产前诊断技术管理办法》（卫基妇发[2002]307号）规定，初步筛查六大类畸形：无脑儿、严重脑膨出、严重开放性脊柱裂、严重胸腹壁缺损伴内脏外翻、单腔心、致死性软骨发育不良。

（1）适应证

适合所有孕妇，除一般产前超声检查（Ⅰ级）适应证以外，还适用于有以下适应证：孕妇阴道出血、孕妇下腹痛等。

（2）检查内容

①胎儿数目；

②胎方位；

③观察并测量胎心率；

④胎儿生物学测量

ⅰ双顶径；

ⅱ头围；

ⅲ股骨长度；

ⅳ腹围。

⑤胎儿解剖结构检查

ⅰ胎儿头颅：观察颅骨强回声环。观察颅内重要结构：大脑半球、脑中线、侧脑室、颅后窝池。

ⅱ胎儿心脏：显示并观察四腔心切面。怀疑胎儿心脏畸形者应建议进行系统产前超声检查（Ⅲ级）或胎儿超声心动图检查（Ⅳ级）。

ⅲ胎儿脊柱：通过脊柱矢状切面观察脊柱，必要时可加做脊柱冠状切面及横切面。

ⅳ胎儿腹部：观察腹壁、肝、胃、双肾、膀胱、脐带腹壁入口。

ⅴ胎儿四肢：显示一侧股骨并测量股骨长。

⑥胎儿附属物

ⅰ胎盘：观察胎盘位置、测量厚度、评估胎盘成熟度。

ⅱ羊水量：测量羊水最大深度。

⑦孕妇子宫：主要观察宫颈内口。如孕妇提供子宫肌瘤病史，在许可情况下，评估肌瘤位置及大小。

（3）建议存留以下超声图像

丘脑水平横切面、小脑水平横切面、四腔心切面、上腹部横切面（腹围测量切面）、脐带腹壁入口腹部横切面、膀胱水平横切面、双肾横切面、脊柱矢状切面、股骨长轴切面、孕妇宫颈管矢状切面、测量胎心率图（多普勒或 M 型）。

（4）注意事项

常规产前超声检查（Ⅱ级）最少应检查以上胎儿解剖结构。但有时因胎位、羊水过少、母体因素等影响，超声检查并不能很好地显示这些结构，超声报告需做出说明。

3.系统产前超声检查（Ⅲ级）

（1）适应证

适合所有孕妇，尤其适合有以下适应证的孕妇：一般产前超声检查（Ⅰ级）或常规产前超声检查（Ⅱ级）发现或疑诊胎儿畸形、有胎儿畸形高危因素者。

（2）检查内容

①胎儿数目。

②胎方位。

③观察并测量胎心率。

④胎儿生物学测量

ⅰ双顶径；

ⅱ头围；

ⅲ小脑横径；

ⅳ股骨长度；

ⅴ腹围。

⑤胎儿解剖结构检查

ⅰ胎儿头颅：观察颅骨强回声环。观察颅内重要结构：大脑半球、脑中线、侧脑室、丘脑、小脑半球、小脑蚓部、颅后窝池。

ⅱ胎儿颜面部：观察上唇皮肤的连续性。

ⅲ胎儿颈部：观察胎儿颈部有无包块、皮肤水肿。

ⅳ胎儿胸部：观察胎儿双肺、心脏位置。

ⅴ胎儿心脏：显示并观察胎儿心脏四腔心切面、左室流出道切面、右室流出道切面。怀疑胎儿心脏大血管畸形者，建议进行针对性产前超声检查（胎儿超声心动图检查）。

ⅵ胎儿腹部：观察腹壁、肝、胃、双肾、膀胱、脐带腹壁入口。

ⅶ胎儿脊柱：通过脊柱矢状切面观察脊柱，必要时可加做脊柱冠状切面及横切面。

ⅷ胎儿四肢：观察双侧肱骨，双侧尺骨、桡骨，双侧股骨，双侧胫骨、腓骨。

⑥胎儿附属物检查

ⅰ胎盘及脐带：观察胎盘位置、测量厚度、评估胎盘成熟度、脐带血管数目。

ⅱ羊水量：用羊水最大深度或羊水指数评估羊水量。

⑦孕妇子宫：主要观察宫颈内口。如孕妇提供子宫肌瘤病史，在条件许可情况下，评估肌瘤位置及大小。

（3）建议存留以下超声图像

丘脑水平横切面、侧脑室水平横切面、小脑水平横切面、鼻唇冠状切面、双眼球水平横切面、四腔心切面、左室流出道切面、右室流出道切面、上腹部横切面（腹围测量切面）、脐带腹壁入口腹部横切面、脐动脉水平膀胱横切面、双肾横切面、脊柱矢状切面、肱骨长轴切面（左、右）、尺桡骨长轴切面（左、右）、股骨长轴切面（左、右）、胫腓骨长轴切面（左、右）、孕妇宫颈管矢状切面、测量胎心率图（多普勒或M型）。

（4）注意事项

①虽然系统产前超声检查（Ⅲ级）对胎儿解剖结构进行系统筛查，胎儿主要解剖结构通过上述各切面得以观察与显示，但期望所有胎儿畸形都能通过系统产前超声检查检出是不现实也是不可能的。目前国内外文献报道部分胎儿畸形产前超声检

出率如下，供参考。

无脑儿的产前超声检出率：87%以上。

严重脑膨出的产前超声检出率：77%以上。

开放性脊柱裂的检出率为61%~95%。

严重胸腹壁缺损伴内脏外翻的产前超声检出率：60%~86%。

胎儿唇腭裂的产前超声总检出率：26.6%~92.54%。

单纯腭裂的产前超声检出率：0~1.4%。

膈疝的产前超声检出率：60.0%左右。

房间隔缺损的产前超声检出率：0~5.0%。

室间隔缺损的产前超声检出率：0~66.0%。

左心发育不良综合征的产前超声检出率：28.0%~95.0%。

法洛四联症的产前超声检出率：14.0%~65.0%。

右室双出口的产前超声检出率：70.0%左右。

单一动脉干的产前超声检出率：67.0%左右。

消化道畸形的产前超声诊断率：9.2%~57.1%。

胎儿肢体畸形的产前超声检出率：22.9%~87.2%。

②系统产前超声检查（Ⅲ级）受一些潜在因素影响，如孕妇腹壁脂肪厚可导致声衰减，图像质量差；胎儿某些体位可影响一些部位观察（如正枕前位难以显示胎儿颜面部、心脏观察困难，胎儿面贴近宫壁难以显示颜面部等）；羊水过多时胎儿活动频繁，难以获取标准切面；羊水过少时缺乏良好的羊水衬托，胎儿结构显示难度加大等。因此，当一次超声检查难以完成所有要求检查的内容，应告知孕妇并在检查报告上提示，建议复查或转诊。

③系统产前超声检查（Ⅲ级）建议在孕20~24周进行。

4.针对性产前超声检查（Ⅳ级）

针对胎儿、孕妇特殊问题进行特定目的的检查，如胎儿超声心动图检查、胎儿神经系统检查、胎儿肢体检查、胎儿颜面部检查等。

一般产前超声检查（Ⅰ级）、常规产前超声检查（Ⅱ级）、系统产前超声检查

（Ⅲ级）发现或疑诊胎儿异常、有胎儿异常的高危因素、母体血生化检验异常等均可进行针对性产前超声检查（Ⅳ级）。

（三）有限产前超声检查

有限产前超声检查主要为解决某一具体问题而进行的产前超声检查，比如：有阴道出血的孕妇，确定胎心搏动或临产时确定胎方位。多数情况下仅适用于急症或床旁超声。

**五、胎儿安全性**

一般认为产前超声检查是安全无害的，目前尚无研究证实诊断性产前超声检查对胚胎、胎儿产生不良影响。胎儿超声检查应遵循"最小剂量"原则，即完成该检查尽可能使用最小超声能量。

## 中国超声医师协会《产前超声检查指南》
## 专家指导委员会及专家委员会名单

**专家指导委员会**

| | | | | | |
|---|---|---|---|---|---|
| 姜玉新 | 张 运 | 常 才 | 张 武 | 王金锐 | 田家玮 |
| 唐 杰 | 徐智章 | 陈 炎 | 陈常佩 | 吴中瑜 | 张缙熙 |
| 王新房 | 罗葆明 | 刘吉斌 | 田志云 | 李治安 | 李瑞珍 |
| 曹铁生 | 陈敏华 | 吕明德 | 林礼务 | 丁龙垲 | 王志刚 |
| 刘传玺 | 刘明瑜 | 朱世亮 | 张青萍 | 李建国 | 李树生 |
| 杨浣宜 | 肖竹影 | 言莱箐 | 周永昌 | 袁光华 | 贾译清 |
| 钱蕴秋 | 高云华 | 曹海根 | 龚渭水 | 董宝玮 | 简文豪 |
| 雷小莹 | 贾建文 | 黎晓林 | 沈延政 | | |

**专家委员会**

组　长：李胜利　邓学东
副组长：吴青青　戴　晴　谢红宁　陈欣林　赵博文
　　　　汪龙霞
专家组成员：焦　彤　周启昌　王　鸿　李丽蟾　张　晶
　　　　　　蔡爱露　杨太珠　周毓青　张　丹　田晓先
　　　　　　严英榴　陈　明　董晓秋　于　兰　马小燕
　　　　　　吴　瑛　杨家祥　朱才义　谢阳桂　夏　飞
　　　　　　任芸芸　王淑敏　孙立涛　曹　荔　李　军
　　　　　　毓　星　罗国阳（美）

# 参考文献

［1］周永昌，郭万学.超声医学（第6版）.北京：科学技术文献出版社，2011.

［2］姜玉新，王志刚.医学超声影像学.北京：人民卫生出版社，2010.

［3］严英榴，杨秀雄，沈理.产前超声诊断学.北京：人民卫生出版社，2003.

［4］谢红宁.妇产科超声诊断学.北京：人民卫生出版社，2005.

［5］张晶.妇产科超声/超声医师培训丛书.北京：人民军医出版社，2010.

［6］汪龙霞.妇科与产科超声诊断学.北京：科学技术文献出版社，2003.

［7］李胜利.胎儿畸形产前超声诊断学.北京：人民军医出版社，2004.

［8］Morin L, Van den H of MC; Society of Obstetricians and Gynaecologists of Canada.SOGC clinical practiceguidelines. Ultrasound evaluation of first trimester pregnancy complications. Number 161, June 2005. Int J Gynaecol Obstet. 2006 Apr;93(1):77–81.

［9］Schouwink MH, Fong BF, Mol BWJ, vander Veen F. Ultrasonographic criteria for non–viability of first trimester intrauterine pregnancy. Early Pregnancy. 2000;4:203–213.

［10］Levi CS, Lyons EA, Lindsay DJ. Early diagnosis of nonviable pregnancy with endovaginal US. Radiology 1988;167:383–385.

［11］Cho FN, Chen SN, Tai MH, Yang TL. The quality and size of yolk sac in early pregnancy loss. Aust N Z J Obstet Gynaecol. 2006 Oct;46(5):413–418.

［12］American Institute of Ultrasound in Medicine. AIUM practice guideline for the performance of obstetric ultrasound examinations.J Ultrasound Med. 2010 Jan;29(1):157–166.

［13］Salomon LJ, Alfirevic Z, Berghella V, Bilardo C, Hernandez–Andrade E, Johnsen SL, Kalache K, Leung KY, Malinger G, Munoz H,Prefumo F, Toi A, Lee W;ISUOG Clinical Standards Committee. Practice guidelines for performance of the routine mid–trimester fetal ultrasound scan. Ultrasound Obstet Gynecol. 2011 Jan;37(1):116–126.

［14］卫生部.产前诊断技术管理办法.2002.

［15］广东省卫生厅.产前诊断技术管理实施细则.2006.

［16］江苏省产前超声质量控制专家组.江苏省医学会超声医学分会、江苏省超声医学工程学会、江苏省医师协会超声医师分会、江苏省产前超声检查操作规范(试行).中华超声医学杂志(电子版)，2011，8（8）：1880–1882.

［17］江苏省产前超声质量控制专家组，江苏省医学会超声医学分会，江苏省超声医学工程学会，江苏省医师协会超声医师分会.江苏省产前超声检查操作规范(试行)(续).中华超声医学杂志(电子版)，2011，8（9）：2080–2086.

［18］邓学东.规避产前超声检查风险之我见.中华超声医学杂志（电子版），2011，8（4）：680–682.

［19］姜玉新，徐钟慧，张淑琴，等.经腹与经阴道超声对输卵管妊娠诊断价值的比较研究.中国医学影像技术，18（4）：360–362.

［20］李胜利，谢红宁.妇产科超声检查指南及报告书写示范（续），中国超声医学杂志，2007，23（4）：313–319.

［21］Chitty LS, Hunt G H, Moore J, Lob MO. Effectiveness of routine ultrasonography in detecting fetal structural abnormalities in a low riskpopulation. B M J. 1991 Nov9;303(6811):1165–1169.

［22］Roberts AB, Hampton E, Wilson N. Ultrasound detection of fetal structural abnormalities in Auckland 1988–1989. N Z Med J. 1993 Oct 27;106(966):441–443.

［23］Shirley IM, Bottomley F, Robinson VP. Routine radiographer screening for fetal abnormalities by ultrasound in an unselected low riskpopulation. Br J Radiol. 1992 Jul;65(775):564–9.

［24］Stoll C, Dott B, Alembik Y, Roth M. Evaluation of prenatal diagnosis of cleft lip/palate by fetal ult rasonographic examination. Ann Genet. 2000 Jan–Mar;43(1):11–14.

［25］Shaikh D, Mercer NS, Sohan K, Kyle P, Soothill P.Prenatal diagnosis of cleft lip and palate. Br J Plast Surg. 2001 Jun;54(4):288–289.

［26］ Sohan K, Freer M, Mercer N, Soothill P, Kyle P. Prenatal detection of facial clefts. Fetal Diagn Ther. 2001 Jul–Aug;16(4):196–199.

［27］ Cash C, Set P, Coleman N.The accuracy of antenatal ultrasound in the detection of facial clefts in a low–risk screeningpopulation. Ultrasound Obstet Gynecol. 2001 Nov;18(5):432–436.

［28］ Levi S, Schaaps JP, De Havay P, Coulon R, Defoort P.End–result of routine ultrasound screening for congenital anoma lies: the Belgian MulticentricStudy 1984–92. Ultrasound Obstet Gynecol. 1995 Jun;5(6):366–371.

［29］ Anderson N, Boswell O, Duff G.Prenatal sonography for the detection of fetal anomalies: results of a prospective study andcomparison with prior series. AJR Am J Roentgenol. 1995 Oct;165(4):943–950.

［30］ Hafner E, Sterniste W, Scholler J, Schuchter K, Philipp K.Prenatal diagnosis of facial malformations. Prenat Diagn. 1997 Jan;17(1):51–58.

［31］ Clementi M, Tenconi R, Bianchi F, Stoll C.Evaluation of prenatal diagnosis of cleft lip with or without cleft palate and cleft palate byultrasound: experience from 20 European registries. EURO SCAN study group. Prenat Diagn. 2000 Nov;20(11):870–875.

［32］ Robinson JN, McElrath TF, Benson CB, Doubilet PM, Westgate MN, Holmes L, Lieberman ES, Norwitz ER.Prenatal ultrasonography and the diagnosis of fetal cleft lip. J Ultrasound Med. 2001 Nov;20(11):1165–1170; quiz 1172–1173.

［33］孟华，姜玉新，戴晴.胎儿轻度侧脑室增宽的超声诊断及临床意义.中国超声医学杂志，2006，22（4）：313–315.

［34］蔡爱露，解丽梅，郭淑香，等.胎儿畸形三维超声体积模式的诊断与探讨.中国超声医学杂志，2001，17（12）：931–933.

［35］张洪文，杨颖芳.超声图产前诊断唇腭裂.湖南医科大学学报19（6）：524–526.

［36］Grandjean H, Larroque D, Levi S. The performance of routine ultrasonographic screening of pregnancies in the Eurofetus Study. Am J Obstet Gynecol 1999; 181: 446–454.

［37］ Clementi M, Tenconie R, Bianchi F, Stoll C. Evaluation of prenatal diagnosis of cleft lip with or without cleft palate and cleft palate by ultrasound: experience from 20 European registries. EUROSCAN    studygroup. Prenat Diagn 2000; 20:870–875.

［38］ Shaikh D, Mercer NS, Sohan K, Kyle P, Soothill P. Prenatal diagnosis of cleft lip and palate. Br J Plastic Surg 2001; 54:288–289.

［39］ Offerdal K, Jebens N, Syvertsen T, Blaas HG, Johansen OJ,Eik–Nes SH. Prenatal ultrasound detection of facial clefts:a prospective study of 49 314 deliveries in a non–selected population in Norway. Ultrasound Obstet Gynecol 2008; 31:639–646.

［40］ Gillham JC, Anand S, Bullen PJ. Antenatal detection of cleft lip with or without cleft palate: incidence of associated chromosomal and structural anomalies. Ultrasound Obstet Gynecol 2009; 34: 410–415.

［41］ Cash C, Set P, Colemann N. The accuracy of antenatal ultrasound in detection of facial clefts in a low risk screening population. Ultrasound Obstet Gynecol 2001; 18: 432–436.

［42］吴瑛,陶枫,王慧芳,等.胎儿心脏超声筛查的重要性及操作技巧.中国医师杂志，2004，S1：99–101.

［43］ Pober BR.Genetic aspects of human congenital diaphragmatic   hernia.Clin Genet. 2008 Jul;74(1):1–15. Epub 2008 May 28.

［44］ Tegnander E, Eik–Nes SH, Johansen OJ, Linker DT.Prenatal detection of heart defects at the routine fetal examination at 18 weeks in a non–selected population.Ultrasound Obstet Gynecol. 1995 Jun;5(6):372–380.

［45］ Monta  a E, Khoury MJ, Cragan JD, Sharma S, Dhar P, Fyfe D.Trends and outcomes after prenatal diagnosis of congenital cardiac malformations by fetal echocardiography in a well defined birth population, Atlanta, Georgia, 1990–1994.J Am Coll Cardiol. 1996 Dec;28(7):1805–1809.

［46］Crawford DC, Chita SK, Allan LD.Prenatal detection of congenital heart disease: factors affecting obstetric management and survival.Am J Obstet Gynecol. 1988 Aug;159(2):352-356.

［47］Kirk JS, Comstock CH, Lee W, Smith RS, Riggs TW, Weinhouse E.Sonographic screening to detect fetal cardiac anomalies: a 5-year experience with 111 abnormal cases.Obstet Gynecol. 1997 Feb;89(2):227-232.

［48］Chang AC, Huhta JC, Yoon GY, Wood DC, Tulzer G, Cohen A, Mennuti M,Norwood WI.Diagnosis, transport, and outcome in fetuses with left ventricular outflow tract obstruction.J Thorac Cardiovasc Surg. 1991 Dec;102(6):841-848.

［49］Chew C, Halliday JL, Riley MM, Penny DJ.Population-based study of antenatal detection of congenital heart disease by ultrasound examination.Ultrasound Obstet Gynecol. 2007 Jun;29(6):619-624.

［50］Sivanandam S, Glickstein JS, Printz BF, Allan LD, Altmann K, Solowiejczyk DE, Simpson L, Perez-Delboy A, Kleinman CS.Prenatal diagnosis of conotruncal malformations: diagnostic accuracy, outcome, chromosomal abnormalities, and extracardiac anomalies.Am J Perinatol. 2006 May;23(4):241-245. Epub 2006 Apr 19.

［51］Brantberg A, Blaas HG, Haugen SE, Isaksen CV, Eik-Nes SH.Imperforate anus: A relatively common anomaly rarely diagnosed prenatally.Ultrasound Obstet Gynecol. 2006 Dec;28(7):904-910.

［52］李胜利，陈秀兰，欧阳淑媛，等.1999-2006年993例胎儿结构异常数据资料分析.中国医学科学院学报，2008；30（1）：69-74.

［53］Sparey C, Jawaheer G, Barrett AM, et al.Esophageal atresia in the Northern Region Congenital Anomaly Survey, 1985-1997: prenatal diagnosis and outcome. Am J Obstet Gynecol. 2000 Feb;182(2):427-431.

［54］Quarello E, Saada J, Desbriere R, et al.Prenatal diagnosis and evaluation of the length of the defect in esophageal atresia using direct and indirect signs (tracheal print). Ultrasound Obstet Gynecol. 2010 Nov 23. [Epub ahead of print].

［55］Chitty LS, Hunt G H, Moore J, et al. Effectiveness of routine ultrasonography in detecting fetal structural abnormalities in a low risk population[J]. BMJ,1991,303(6811):1165-1169.

［56］Baronciani D, Scaglia C, Corchia C, et al. Ultrasonography in pregnancy and fetal abnormalities: screening or diagnostic test? IPIMC 1986-1990 register data. Indagine Policentrica Italiana sulle Malformazioni Congenite[J]. Prenat Diagn,1995,15(12):1101-1108.

［57］Kevern L, Warwick D, Wellesley D, et al. Prenatal ultrasound: detection and diagnosis of limb abnormalities[J]. J Pediatr Orthop,2003,23(2):251-253.

［58］Carrera J M, Torrents M, Mortera C, et al. Routine prenatal ultrasound screening for fetal abnormalities: 22 years' experience[J]. Ultrasound Obstet Gynecol,1995,5(3):174-179.

［59］Yeo L, Guzman E R, Shen-Schwarz S, et al. Value of a complete sonographic survey in detecting fetal abnormalities: correlation with perinatal autopsy[J]. J Ultrasound Med,2002,21(5):501-510.

［60］Boyd P A, Wellesley D G, De Walle H E, et al. Evaluation of the prenatal diagnosis of neural tube defects by fetal ultrasonographic examination in different centres across Europe[J]. J Med Screen,2000,7(4):169-174.

［61］Salvador J, Arigita M, Carreras E, et al. Evolution of prenatal detection of neural tube defects in the pregnant population of the city of Barcelona from 1992 to 2006[J]. Prenat Diagn,2011,31(12):1184-11880.

［62］Gregor V, Sipek A, Calda P, et al. [Ultrasound prenatal diagnostics of birth defects in the Czech Republic in 1994-2007][J]. Ceska Gynekol,2008,73(6):340-350.

［63］Salvador J, Arigita M, Carreras E, et al. Evolution of prenatal detection of neural tube defects in the pregnant population of the city of Barcelona from 1992 to 2006[J].

Prenat Diagn,2011,31(12):1184–1188.

［64］Garcia L E, Rodriguez D C, Ariza H F, et al. [Prevalence of neural tube defects in Asturias (Spain): impact of prenatal diagnosis][J]. Gac Sanit,2009,23(6):506–511.

［65］Campana H, Ermini M, Aiello H A, et al. Prenatal sonographic detection of birth defects in 18 hospitals from South America[J]. J Ultrasound Med,2010,29(2):203–212.

［66］Grandjean H, Larroque D, Levi S. The performance of routine ultrasonographic screening of pregnancies in the Eurofetus Study[J]. Am J Obstet Gynecol,1999,181(2):446–454.

［67］Smith NC, Hau C.A six year study of the antenatal detection of fetal abnormality in six Scottish health boards. Br J Obstet Gynaecol. 1999 Mar;106(3):206–212.

［68］Schramm T, Gloning KP, Minderer S, Daumer–Haas C, H rtnagel K, Nerlich A, Tutschek B.Prenatal sonographic diagnosis of skeletal dysplasias. Ultrasound Obstet Gynecol. 2009 Aug;34(2):160–170.

［69］Gaffney G, Manning N, Boyd PA, Rai V, Gould S, Chamberlain P. Prenatal sonographic diagnosis of skeletal dysplasias a report of the diagnostic and prognostic accuracy in 35 cases. Prenat Diagn 1998; 18: 357–362.

［70］Doray B, Favre R, Viville B, Langer B, Dreyfus M, Stoll C. Prenatal sonographic diagnosis of skeletal dysplasias. A report of 47 cases. Ann Genet 2000; 43: 163–169.

［71］Sharony R, Browne C, Lachman RS, Rimoin DL. Prenatal diagnosis of the skeletal dysplasias. Am J Obstet Gynecol 1993; 169: 668–675.

［72］Tretter AE, Saunders RC, Meyers CM, Dungan JS, Grumbach K, Sun CC, Campbell AB, Wulfsberg EA. Antenatal diagnosis of lethal skeletal dysplasias. Am J Med Genet 1998; 75: 518–522.

［73］Yeh P, Saeed F, Paramasivam G, Wyatt–Ashmead J, Kumar S.Accuracy of prenatal diagnosis and prediction of lethality for fetal skeletal dysplasias.Prenat Diagn. 2011 May;31(5):515–518. doi:10.1002/pd.2729. Epub 2011 Mar 3.

# 附件二

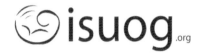

## 中孕期常规胎儿超声检查操作指南

国际妇产科超声协会产前超声筛查工作组

陈敏[1]，陈立斌[2]，蔡丹蕾[3]，刘丹[4]，赵德鹏[4]，刘子健[5]

翻译

1.上海市第一妇婴保健院影像诊疗科

2.中山大学附属第二医院妇产科

3.中山大学附属第一医院超声科

4.上海市第一妇婴保健院产科

5.香港中文大学威尔斯亲王医院妇产科

**( 本指南中文版由上述人员翻译， 版权属于国际妇产科超声协会)**

### 临床标准委员会 （CSC ）

国际妇产科超声协会（ISUOG）：是一个以保障妇女健康为目的，鼓励在影像学诊断技术方面进行良好的临床实践、教学以及科研的学术组织。 ISUOG 临床标准委员会（CSC）的使命是制定操作指南和共识声明，并作为教学推荐提供给广大医护人员，向医护人员提供有国际共识的影像学诊断技术。临床标准委员会的目的是反映 ISUOG 认可的目前最佳临床操作方法。虽然 ISUOG 已经尽一切努力，以确保发表的指南是准确的，但对于 CSC发表的任何不准确或误导性的数据、观点或声明引起的任何后果，无论是协会、其雇员或任何成员均不承担任何责任。临床标准委员会并不打算建立一个法律标准，因为支持指南的证据的解释可能会受到不同环境以及所能获得的资源影响。征得 ISUOG 同意后，经批准的指南可自由发布（ info@isuog.org ）。

## 一、前言

超声广泛应用于产前评价胎儿解剖结构、生长发育以及多胎妊娠的处理。中孕期产科超声检查提供的诊断结果往往有利于处理在随后的妊娠过程中出现的各种问题。例如，无论在发达国家还是发展中国家，胎儿生长异常都是围产期发病率和死亡率的首要原因。2005年，世界卫生组织报告认为影响胎儿生长的因素很多，包括遗传因素、母体特征（如营养状况、生活方式、吸烟、年龄和疾病等）、妊娠并发症以及生理、社会和经济环境等[1,2]。中孕期胎儿超声检查结果是重要的基础，随后的超声检查结果可与之比较，用于评价胎儿生长发育和健康状况。超声检查也可用于检出先天畸形[3-6]。Eurofetus 研究项目探讨了常规中孕期超声检查在普通人群中检出先天畸形的准确性[7]。该中心研究涉及欧洲14个国家、61个产科超声单位。他们发现，4615例先天畸形中有56%被检出，其中有55%的主要结构畸形在妊娠24周前被检出。

虽然许多国家已经制定了当地的胎儿超声检查指南，但世界各地仍有许多地区没有这样的指南。尽管世界各地的产科实践差异较大，但大多数国家将至少一次中孕期产科超声检查作为产前标准护理的一部分。这可能与缺乏合格的检查者和设备、当地的医疗常规以及法律法规问题等有关。在某些国家，与保险相关的费用赔偿很大程度上影响了中孕期常规检查的实施。无论如何，实际情况就如世卫组织研究小组指出的，"在世界范围内，目前大部分超声检查很可能是由实际上很少，甚至没有经过培训的人完成的"[8]。本文的目的是为医务人员进行中孕期胎儿超声检查提供进一步的指引。

## 二、总则

中孕期胎儿超声检查的目的是什么？

中孕期常规胎儿超声检查的主要目的是为医务人员提供准确的诊断信息，尽可能给母亲和胎儿带来最佳的产前处理和最好的妊娠结局。通过检查可确定孕周以及进行胎儿大小的测量，以便在后期的妊娠中及时发现生长异常。其他目的包括发现先天性畸形以及多胎妊娠等。

常规产前筛查包括评价下列内容：

◆心脏活动；

◆胎儿数目（如为多胎妊娠则应检查绒毛膜性）；

◆胎龄/胎儿大小；

◆胎儿的基本解剖结构；

◆胎盘的外观和位置。

虽然许多先天畸形可被检出，但需要强调的是，即使最有经验的操作者使用最好的超声仪器也有可能漏诊，尤其是那些只有在妊娠后期才表现出来的畸形。检查开始前，医护人员应将中孕期常规超声检查的潜在益处和局限性对孕妇/夫妇进行咨询及告知，充分做到知情同意。

谁应该接受中孕期胎儿超声检查？

许多国家通常提供至少一次中孕期常规胎儿超声检查。例如，美国尤妮丝肯尼迪施莱（Eunice Kennedy Shriver）儿童健康和人类发展国立研究中心组织的一个产前超声工作组一致认为所有妊娠期妇女均应接受一次超声检查，以检出胎儿畸形和妊娠并发症[9]。对一些具有不良妊娠结局高风险（如高血压或糖尿病等）的孕妇进行的系列的超声检查以及针对一些病人的特殊情况而进行的更为详细的有针对性的超声检查，虽然对这些病人很有帮助，但都不属于常规检查的范畴。

何时进行中孕期胎儿超声检查？

中孕期常规胎儿超声检查通常在妊娠 18～22 周进行。这个时期平衡了确定孕周（越早确定孕周越准确）和及时发现胎儿主要的先天畸形的需要。在那些对终止妊娠有时间限制的国家，为了有足够的时间进行咨询及进一步检查，应在检查时间与检出率之间取得平衡。有部分中心以经阴道超声检查的方式在妊娠 13～16 周进行胎儿解剖结构检查。这种早期检查能提供关于胎儿孕周的有用信息，作为评估胎儿生长发育的基线，同时明确双胎妊娠的绒毛膜性，但进行此操作的医务人员需要经过特别训练以解读这些早期的解剖结构。

应由谁进行中孕期胎儿超声检查？

进行产科常规超声检查的操作者应该经过专门的诊断性超声实践培训。然而，该培训的要求可能每个国家都有所不同。

　　为了中孕期常规超声筛查能达到最佳的检查结果，我们建议执行该操作的人员应具备以下条件：

◆在使用诊断性超声检查仪及相关安全性问题方面接受过培训；

◆经常进行胎儿超声检查；

◆参加继续医学教育活动；

◆发现有可疑的或有异常的病例时，有合适的转诊途径；

◆定期执行质检评估[10]。

应使用什么样的超声设备？

对于常规检查，建议使用的设备至少具备以下功能：

◆实时灰阶超声；

◆经腹超声探头（$3\sim5\,MH_z$范围）；

◆输出功率可进行调节控制，并具备输出显示标准；

◆冻结功能；

◆电子标尺；

◆有打印/存储图像的功能；

◆定期进行保养和维修，以保证设备性能良好。

应如何为接受转诊的医生提供、存储、打印或发送报告？

　　检查报告，无论是电子和/或书面文件形式，均应在合理的时间内发送给接受转诊的医生。报告表格的样本详见期刊网站的补充材料。应制作和保留标准切面的图像（用电子文档或打印图像的方式储存）。对于胎儿心脏的检查，保存动态录像片段特别有用。应遵守当地的法律法规。许多地方的司法机构要求将储存的图像保留一段时期。

产前超声检查是安全的吗？

　　临床应用的产前超声是安全的。迄今为止，还没有独立进行的研究证实并非如此。胎儿暴露时间应尽量减少，使用尽可能低的输出功率以获取所需的诊断信息，即 ALARA 原则（可以合理实现的最低水平原则）。更多细节可查阅 ISUOG 安全声明[11]。

当检查不能做到与这些指南一致时，应如何？

这些建议是中孕期胎儿超声检查的最低实践指南。执行这些建议时必须考虑到当地情况和医疗实践。当实际操作与这些推荐有差异时，应将具体原因记录在档案中。如果检查不能完全依照公布的指南执行时，应稍后再次进行检查，至少要复查那些未能完成的部分；或者将病人转诊给其他医生。这项复查或转诊的工作应尽快完成，以尽量减少病人不必要的焦虑，避免延误某些潜在的先天性畸形或生长异常的诊断。

进一步更详细的超声检查有什么作用？

执行孕期超声检查的操作者在发现可疑病例或检出先天性畸形时，应有转诊机制。除非有技术因素妨碍了初步评估的完成，在转诊病人之前应完成这个指南提出的最低限度的检查。

### 三、检查指南

胎儿生物测量和宫内状态

下面的超声参数可以用于估计孕龄以及胎儿大小[12-14]：

a.双顶径（BPD）

b.头围（HC）

c.腹围（AC）或腹径（AD）

d.股骨骨干长度（FDL）

测量应在严格的质量标准下，用标准化的方法进行[15]。审计测量结果，并与相应的特定的参考值表进行比较，有助于保证测量技术的准确性。用于测量的图像应保留。图1显示的是一个适合进行胎儿生物测量的静态图。

如果早孕期没做过超声检查确定孕周，则需要在中孕期通过胎儿头部径线（BPD 和/或 HC）或股骨骨干长度（FDL）确定孕周。所选择的参考值标准应在报告中标注[16]。如在妊娠早期经高质量超声检查确定孕周后，不应再依据以后的超声检查结果重新计算预产期（EDC）。随后的胎儿测量（最好与前一次检查相隔2周以上）结果通常以与相应孕周平均值的差异的形式来报告。这些信息可用Z值、百分位数范围或图表的方式表示。但妊娠较早期，与正常值的差异达到何种程度时才需要做进一步检查（如随访超声检查以检查胎儿生长或胎儿染色体分析等），目前仍不十分明确。

结合其他解剖结构的测量进行胎龄预测较单用HC可显著提高预测的准确性[17]。但是，这种改善的临床意义不大，因为联合检查提高的精确度通常少于1天[18]。

A. 双顶径（BPD）

解剖：

◆胎头丘脑水平的横切面；

◆理想的超声入射角是与脑中线夹角为90°；

◆两侧大脑半球对称；

◆脑中线回声（大脑镰）连续，仅在中间被透明隔腔和丘脑分隔；

◆不应看到小脑。

标尺放置：

由于目前有多个测量方法（如"外缘到内缘"以及"外缘到外缘"等），因此两个标尺在颅骨板上放置的位置应根据所选用的特定的测量方法而定。但标尺均应放在头颅最宽的部位，且连线应与脑中线垂直（图1）[19]。测量时应选择建立相应参考值范围时所使用的测量方法。头指数是胎头的最大宽度与最大长度的比值。头部形态异常（如长头和短头）时使用 BPD 预测胎龄并不准确，在这种情况下，应用 HC 进行胎龄预测更为可靠[20]。

B. 头围（HC）

解剖：

与 BPD 平面的解剖结构一致，确保所用的周长标尺放置方法与建立参考值范围时所使用的技术一致。

标尺放置：

如果超声设备有椭圆形测量功能，那么可以将椭圆形测量的标尺放置于颅骨回声的外缘直接测量 HC（图1）。否则，HC 可通过测量双顶径（BPD）和枕额径（OFD）后，利用公式：HC = 1.62 x (BPD + OFD) 计算得到。利用这个公式计算 HC

时特别校正颅骨及皮肤厚度，需要将标尺放置在特别的位置：测量双顶径时，标尺放置在颅骨板近探头侧的边缘；测量枕额径时，标尺放置在前额和枕部颅骨回声的中央。

C. 腹围（AC）

解剖：

◆胎儿腹部横切面（尽可能呈圆形）；

◆脐静脉与门静脉窦连接处；

◆胃泡可见；

◆不应该看到肾。

标尺放置：

腹围应沿皮肤线的外缘进行测量，可用超声设备的椭圆形测量功能进行直接测量，也可测量两条互相垂直的直线后通过公式计算所得。这两条直线常用的是腹部前后径（APAD）以及腹横径（TAD）（图1）。测量 APAD 时，标尺放置在身体的外部边界，从后面（覆盖脊椎的皮肤）到前腹壁。测量 TAD 时，标尺应放置在身体皮肤外侧边缘，并跨越腹部最宽的地方。腹围 AC 可通过公式 $AC = \pi (APAD + TAD)/2 = 1.57(APAD + TAD)$ 进行计算，也可通过椭圆形测量直接获得。

D. 股骨骨干长度（FDL）

解剖：

股骨骨干长度最佳的测量平面是骨干两端清晰可见骨化的干骺端[21,22]。测量骨化的干骺端之间的最长直线距离。超声入射线与股骨的夹角，应依据建立相应参考值范围时所用的技术进行调整，通常建议在 45°~90° 之间。

标尺放置：

每个标尺均放置在骨干两侧骨化的干骺端边缘，不包括远侧的骨骺，注意避免形成呈三角形凸出状的伪影，可造成股骨边缘延伸的假象并引起测量误差（图1）。

E. 预测胎儿体重（EFW）

中孕期超声测量可用于发现胎儿生长发育的异常[23,24]。一些国家也使用这些信息用于预测胎儿体重，并作为以后检查时是否发生生长异常的基础参数。许多胎儿"大小不一致"都可用月经龄不准确来解释，即使是对于那些末次月经十分"确定"的孕妇[25,26]。如果孕周在较早之前的超声检查中已经确定，预测胎儿体重（EFW）可与特定的、最好是当地的正常值范围进行比较[14,27,28]。然而，在妊娠早期，与正常值的差异达到何种程度时才需要做进一步检查（如随访超声检查以评估胎儿生长或胎儿染色体分析等），目前仍不十分明确。

F. 羊水的评价

羊水量可通过主观估计或超声测量进行评估。由有经验的操作者进行主观估计的结果不逊色于定量测量技术（如最深羊水池深度、羊水指数等）[29,30]。对羊水量异常的患者，应该进行针对胎儿的进一步更详细的解剖结构超声检查和临床随访。

G. 胎动

正常胎儿通常处于一个自然放松的姿势，并有规律性的活动。在孕中期的胎儿并没有一种特定的或固定的活动模式。超声检查时，暂时性的胎动缺失或减少不应视为高危因素[31]。胎儿异常的姿势、不寻常的活动受限或持续性胎动缺失都提示胎儿的异常状况，如关节挛缩[32]。生物物理评分并不是中孕期常规超声检查的内容之一[33]。

H. 多普勒超声检查

多普勒技术不建议作为孕中期常规超声检查的一部分。目前并没有足够的证据支持将多普勒检查子宫动脉或脐动脉作为低危人群的常规筛查[34-36]。

I. 多胎妊娠

多胎妊娠的评估还应包括以下这些额外的内容：

◆观察脐带进入胎盘的位置；

◆区别胎儿的特征（如性别、特殊的标志物、胎儿在子宫里的位置等）；

◆根据两个明显分开的胎盘或双胎性别不一致等在中孕期判断绒毛膜性还是有一定可行性的。然而，绒毛膜性的判断最好在妊娠 14～15 周以前（人字征或"T"形征）。

脐带与胎盘的附着处异常（如帆状胎盘附着）在多胎妊娠时较为常见，并可合并严重的妊娠并发症，如胎儿生长受限、血管前置以及异常的胎儿心率模式等[37,38]。遗憾的是，许多血管前置病例在妊娠期不能发现[39]。

多胎妊娠的随访处理应根据当地的指南和临床实践经验进行安排。

胎儿解剖结构的检查

中孕期胎儿解剖结构基本检查推荐的最低要求见表1。

A. 头部

颅骨

常规评估胎儿颅骨包括四个方面：大小、形状、完整性和骨密度。这四个特性在测量胎儿头部和检查胎儿脑部解剖结构的完整性时可以观察到（见图2）[40]。

◆大小：测量方法见前文胎儿生物测量方法。

◆形状：正常的头颅呈椭圆形，无局部隆起或缺损，仅在呈窄线状无回声的颅缝处有中断。发现颅骨形状改变（如柠檬头、草莓头、四叶草头等）时应详细记录，并作进一步检查[41]。

◆完整性：正常颅骨不存在任何缺损。罕见脑组织从额骨或枕骨缺损处膨出，脑膨出也可发生在头颅其他部位。

◆骨密度：正常的颅骨骨密度表现为连续的高回声，仅在颅骨缝的位置有中断。发现这种高回声缺失或近探头侧颅骨板后胎儿脑组织清晰可见时，应警惕有胎儿骨质钙化不良的可能（如成骨发育不全，低磷酸酯酶症等）[42]。使用超声探头沿母体腹壁向胎儿头部稍加压，导致胎儿颅骨局部出现凹陷或变形时，也提示可能存在骨质钙化不良。

脑部

国际妇产科超声协会胎儿中枢神经系统检查指南详细描述了中枢神经系统基本检查的标准检查平面（ http://www.isuog.org ）[19]。通过检查胎儿头颅两个切面来了解其脑部解剖结构的完整性，这两个平面通常是指经脑室平面和经丘脑平面（见图2）。靠近探头侧的大脑半球结构有可能因伪影而显示欠清。检查第三个切面——经小脑平面有助于评估后颅窝的情况。脑部结构检查包括以下内容：

◆侧脑室（包括脉络丛）

◆透明隔腔

◆丘脑

◆小脑

◆小脑延髓池

B. 面部

建议胎儿颜面部的筛查内容至少应包括双侧眼眶（见图3a）、鼻子（或鼻孔）及嘴部（见图3b）。检查技术允许的情况下，还可观察胎儿正中矢状切面轮廓（见图3c）。冠状面观察上嘴唇可判断是否有唇裂[43]。

C. 颈部

正常情况下，胎儿颈部呈圆柱状，无局部隆起、包块或异常的液体积聚[44]。如发现明显的颈部包块，如淋巴水囊瘤或畸胎瘤等，应记录。

D. 胸部

正常胎儿胸部轮廓规则，与腹部的连接过渡自然[45]。肋骨有正常弯曲，无变形。双肺回声均一，没有纵隔移位的表现，纵隔局部没有包块。膈肌常表现为一条低回声带，把胸腔与腹腔内容物（如肝和胃）分开[46,47]。

E. 胎儿心脏

心脏检查总的原则

为了在中孕期尽可能的检出先天性心脏病，胎儿心脏的超声检查应包括"基本检查"和"扩展检查"（见图4）[48]。仅使用一个超声聚焦点和相对狭窄的扫描角度有助于最大限度地提高帧频。图像应放大到心脏占据显示屏幕面积的1/3~1/2。

心脏的"基本检查"

胎儿心脏的基本检查通常经胎儿四腔心平面进行评估。胎儿的正常心率范围是每分钟120~160次。当内脏正位时，心脏的位置应在左侧胸腔（与胎儿胃同侧）。正常的心脏大小通常不超过胸部面积的1/3，且无心包积液。心轴正常情况下向左侧偏转45°±20°（2SD）[49]。

心脏的"扩展检查"

胎儿心脏的扩展检查包括观察主动脉及肺动脉流出道，相对于仅用四腔心平面而言，可提高主要心脏畸形的检出率。与心脏基本检查比较，这些附加平面的检查有助于识别动脉干发育不良导致的畸形，如法乐四联症、大动脉转位、右室双出口以及永存动脉干等。正常的大血管管径大小基本一致，从各自的心室发出后，应互相交叉。

有研究者提出了"三血管气管平面"的说法，认为该平面有助于评估肺动脉、升主动脉及右上腔静脉的大小及解剖关系是否正常[50]。关于胎儿心脏检查的详细描述，读者可以参考国际妇产科超声协会胎儿心脏检查的指南，这部分内容可从协会的网站（www.isuog.org）下载。

F. 腹部

应明确胎儿腹腔器官的位置[51]。胎儿胃正常应在腹腔左侧。肠管应在腹腔内，与脐带连接的腹壁应是完整的。

肠管内的异常液体积聚（如肠囊肿，明显的肠管扩张）应记录。

除了左侧的胃泡外，有时可在右上腹肝脏旁发现胎儿的胆囊，但这并不属于胎儿基本检查的内容。除上述情况外，在腹部观察到任何其他囊性结构时，均应进一步详细检查。

观察胎儿脐带腹壁附着处（见图5a）有助于发现胎儿腹壁缺损，如脐疝或腹裂等。利用灰阶超声可观察脐带内血管的数目。这可作为常规结构检查的备选内容。

G. 肾脏和膀胱

应明确胎儿双肾及膀胱情况（见图5b及5c）。如果发现膀胱或肾盂增大，应进行测量并记录。若持续未能观察到膀胱，则应转诊作更详细的评估。

H. 脊柱

满意的胎儿脊柱检查需要专业的技术和细致耐心的检查，检查结果受胎儿位置影响较大（图5c和5d）。脊柱的横切面及矢状切面的检查可提供很多有用的信息，对胎儿脊柱的每个切面进行全面的检查并非基本检查的一部分。最常见的严重脊柱畸形（开放性脊柱裂）通常合并颅内解剖结构异常，如特征性的小脑变形（"香蕉征"）以及小脑延髓池闭锁。胎儿脊柱的其他切面可用于识别其他的脊柱畸形，包括脊椎骨异常及骶骨发育不全等[19]。

I. 四肢

应用一种系统的方法，详细记录双上肢/双手（见图6a）、双下肢/双足（见图6b）是否存在[52]。手指或脚趾的计数不属于中孕期的基本检查内容。

J. 外生殖器

检查外生殖器特征来明确胎儿性别不属于中孕期常规超声检查的内容。是否报告胎儿性别应结合父母的意愿和当地的临床实践。

K. 胎盘

在超声检查中，应描述胎盘的位置（见图6c）、胎盘与宫颈内口的关系以及胎盘的形状。胎盘异常包括出血、三倍体导致的多发性囊肿以及胎盘肿块如绒毛膜血管瘤等。大多数孕妇在中孕期超声检查中，经腹超声检查可以清晰地确定胎盘与宫颈内口之间的关系。如果胎盘最低部分到达或覆盖宫颈内口时，应考虑在晚孕期随访检查胎盘[53,54]。

有子宫手术史或前壁低置胎盘、前置胎盘史的孕妇发生胎盘异常附着的风险增高。对于这些病例，应详细检查胎盘，注意有无胎盘植入的表现，胎盘植入最敏感的标志是出现多发的、不规则的其内可见动脉或混合血流的胎盘陷窝[55,56]。子宫壁与膀胱壁之间的分界面形态异常也是胎盘植入的特异表现之一，但有此表现的病例较少。前壁胎盘与子宫壁之间的低回声带消失并非胎盘植入的敏感和特异表现。中期妊娠超声检查怀疑胎盘植入时，通常需要进一步详细检查以明确。

L. 宫颈，子宫形态和双附件

多个研究显示宫颈较短（经阴道超声检查）与其后发生的早产密切相关。然而，有几个随机对照研究发现并不能完全明确常规测量宫颈长度加及随后处理（宫颈环扎、黄体酮等）的成本效益比[57,58]。目前，还没有足够的证据支持在中孕期对低危人群常规测量宫颈长度[59]。

对于科研和进一步的干预性研究来说，测量宫颈长度可能有意义，但这不能作为常规宫颈测量的理由。这种普遍的筛查不仅需要大量的资源和质量保证，而且也容易引起孕妇的焦虑，并且给孕妇带来过多不必要的干预。

如果检查到可能影响分娩的子宫肌瘤或附件包块应详细记录[60]。

**互联网上的辅助资源**

补充资料可在本文的网络版 Ultrasound Report Form.pdf 文件中找到。

**致谢**

该指南由 ISUOG临床标准委员会主管的产前超声筛查工作组制定；主席是 Wesley Lee教授。

以下专家对制定该指南做出了特别的贡献，在此一并致谢，他们是：

Gustavo Malinger, MD

Fetal Neurology Clinic, Department of Obstetrics and Gynecology, Wolfson Medical Center

Tel—Aviv University, Israel

Hernan Munoz, MD , FACOG

Department Obstetrics and Ginecology. Universidad de Chile

Clinica Las Condes

Santiago Chile

Federico Prefumo, MD, PhD

Department of Obstetrics and Gynecology, University of Brescia

Brescia, Italy

Ants Toi, MD

Mount Sinai Hospital

Department of Medical Imaging, University of Toronto

Toronto, Canada

Special appreciation to Jacques Abramowicz (USA), MD, PhD for his contribution to the Safety section and to Jean—Philippe Bault (France), MD for providing some of the images.Task

Force Chair: Laurent J Salomon, MD, PhD

H    pital Necker Enfants Malades. AP–HP, Universit é  Paris Descartes

Paris, France


Zarko Alfirevic, MD

Division of Perinatal and Reproductive Medicine, University of Liverpool

Liverpool Women's Hospital, United Kingdom


Vincenzo Berghella, MD

Department of Obstetrics and Gynecology, Thomas Jefferson University

Philadelphia, USA


Caterina Bilardo, MD

Department of Obstetrics and Gynecology, Academic Medical Centre

Amsterdam, Netherlands


Edgar Hernandez–Andrade, MD

Department of Maternal Fetal Medicine, National Institute of Perinatal Medicine

Mexico City, Mexico


Synnove Lian Johnsen, MD

Haukeland University Hospital,

Bergen, Norway


Karim Kalache, MD

Department of Obstetrics, Charit é  University Hospital–Campus Mitte

Berlin, Germany

Wesley Lee, MD

Department of Obstetrics and Gynecology. William Beaumont Hospital

Royal Oak, Michigan, USA

Kwok Yin Leung, MD

Department of Obstetrics and Gynecology. Queen Mary Hospital, The University of Hong

Kong, Hong Kong, China

# 参考文献

［1］World Health Organization. Report on the regional consultation towards the development of a strategy for optimizing fetal growth and development. Cairo, WHO Regional Office for the Eastern Mediterranean, 2005.

［2］Barker DJ, Gluckman PD, Godfrey KM, Harding JE, Owens JA, Robinson JS. Fetal nutrition and cardiovascular disease in adult life. Lancet 1993; 341: 938–41.

［3］Schwarzler P, Senat MV, Holden D, Bernard JP, Masroor T, Ville Y. Feasibility of the second–trimester fetal ultrasound examination in an unselected population at 18, 20 or 22 weeks of pregnancy: arandomized trial. Ultrasound Obstet Gynecol 1999; 14: 92–7.

［4］Saltvedt S, Almstrom H, Kublickas M, Valentin L, Grunewald C. Detection of malformations in chromosomally normal fetuses by routine ultrasound at 12 or 18 weeks of gestation arandomised controlled trial in 39,572 pregnancies. BJOG 2006; 113: 664–74.

［5］Tegnander E, Williams W, Johansen OJ, Blaas HG, Eik–Nes SH. Prenatal detection of heart defects in a nonselected population of 30,149 fetuses detection rates and outcome. Ultrasound Obstet Gynecol 2006; 27: 252–65.

［6］Goldberg JD. Routine screening for fetal anomalies: expectations. Obstet Gynecol Clin North Am 2004; 31: 35–50.

［7］Grandjean H, Larroque D, Levi S. The performance of routine ultrasonographic screening of pregnancies in the Eurofetus Study. Am J Obstet Gynecol 1999; 181: 446–54.

［8］World Health Organization. Training in diagnostic ultrasound: essentials, practice, and standards. Geneva, World Health Organization (WHO )Technical Report Series, No. 875, 1998.

［9］Reddy UM, Filly RA, Copel JA. Prenatal imaging: ultrasonography and magnetic resonance imaging. Obstet Gynecol 2008; 112: 145–57.

［10］ Ville Y. 'Ceci n'est pas une echographie': a plea for quality assessment in prenatal ultrasound. Ultrasound Obstet Gynecol 2008. 31: 1–5.

［11］ Abramowicz JS, Kossoff G, Marsal K, Ter Haar G. Safety Statement, 2000 (reconfirmed 2003). International Society of Ultrasound in Obstetrics and Gynecology (ISUOG). Ultrasound Obstet Gynecol 2003; 21: 100.

［12］ Altman DG, Chitty LS. New charts for ultrasound dating of pregnancy. Ultrasound Obstet Gynecol 1997; 10: 174–91.

［13］ Degani S. Fetal biometry: clinical, pathological, and technical considerations. Obstet Gynecol Surv 2001; 56: 159–67. 19

［14］ Dudley NJ. A systematic review of the ultrasound estimation of fetal weight. Ultrasound Obstet Gynecol, 2005; 25: 80–9.

［15］ Salomon LJ, Bernard JP, Duyme M, Doris B, Mas N, Ville Y. Feasibility and reproducibility of an image scoring method for quality control of fetal biometry in the second trimester. Ultrasound Obstet Gynecol 2006; 27: 34–40.

［16］ Salomon LJ, Bernard JP, Duyme M, Buvat I, Ville Y. The impact of choice of reference charts and equations on the assessment of fetal biometry. Ultrasound Obstet Gynecol 2005; 25:559–65.

［17］ Hadlock FP, Harrist RB, Shah YP, King DE, Park SK, Sharman RS. Estimating fetal age using multiple parameters: a prospective evaluation in aracially mixed population. Am J Obstet Gynecol 1987;156:955–7.

［18］ Taipale P, Hiilesmaa V. Predicting delivery date by ultrasound and last menstrual period inearly gestation. Obstet Gynecol 2001; 97: 189–94.

［19］ International Society of Ultrasound in Obstetrics and Gynecology. Sonographic examination of the fetal central nervous system: guidelines for performing the 'basic examination' and the 'fetal neurosonogram'. Ultrasound Obstet Gynecol 2007; 29: 109–16.

［20］ Hadlock FP, Deter RL, Carpenter RJ, Park SK. Estimating fetal age: effect of head shape on BPD. AJR Am J Roentgenol 1981; 137: 83-5.

［21］ Jago JR, Whittingham TA, Heslop R. The influence of ultrasound scanner beam width on femur length measurements. Ultrasound Med Biol 1994; 20: 699-703.

［22］ Lessoway VA, Schulzer M, Wittmann BK. Sonographic measurement of the fetal femur: factors affecting accuracy. J Clin Ultrasound 1990; 18: 471-6.

［23］ Hadlock FP, Harrist RB, Sharman RS, Deter RL, Park SK. Estimation of fetal weight with the use of head, body, and femur measurements – a prospective study. Am J Obstet Gynecol1985; 151: 333-7.

［24］ Mongelli M, Ek S, Tambyrajia R. Screening for fetal growth restriction: amathematical model of the effect of time interval and ultrasound error. Obstet Gynecol 1998; 92: 908-12.

［25］ Tunón K, Eik-Nes SH, Grøttum P. Fetal outcome when the ultrasound estimate of the day of delivery is more than 14 days later than the last menstrual period estimate. Ultrasound Obstet Gynecol 1999;14:17-22.

［26］ Tunón K, Eik-Nes SH, Grøttum P. A comparison between ultrasound and a reliable last menstrual period as predictors of the day of delivery in 15,000 examinations. Ultrasound Obstet Gynecol 1996;8:178-85.

［27］ Johnsen SL, Rasmussen S, Wilsgaard T, Sollien R, Kiserud T. Longitudinal reference ranges for estimated fetal weight. Acta Obstet Gynecol Scand 2006; 85: 286-97.

［28］ Salomon LJ, Bernard JP, Ville Y. Estimation of fetal weight: reference range at 20-36 weeks' gestation and comparison with actual birth-weight reference range. Ultrasound Obstet Gynecol 2007; 29: 550-5.

［29］ Magann EF, Chauhan SP, Whitworth NS, Isler C, Wiggs C, Morrison JC. Subjective versus objective evaluation of amniotic fluid volume of pregnancies of less than 24 weeks' gestation: how can we be accurate? J Ultrasound Med 2001; 20: 191-5.

［30］Magann EF, Perry, Jr. KG, Chauhan SP, Anfanger PJ, Whitworth NS, Morrison JC. The accuracy of ultrasound evaluation of amniotic fluid volume in singleton pregnancies: the effect of operator experience and ultrasound interpretative technique. J Clin Ultrasound 1997; 25:249–53.

［31］de Vries JI, Fong BF. Normal fetal motility: an overview. Ultrasound Obstet Gynecol2006; 27: 701–11. 32. Bonilla–Musoles F, Machado LE, Osborne NG. Multiple congenital contractures(congenital multiple arthrogryposis). J Perinat Med 2002; 30: 99–104.

［33］Manning FA. Fetal biophysical profile. Obstet Gynecol Clin North Am 1999; 26: 557–77.

［34］Alfirevic Z, Neilson JP. The current status of Doppler sonography in obstetrics. Curr Opin Obstet Gynecol 1996; 8: 114–8.

［35］Neilson JP, Alfirevic Z. Doppler ultrasound for fetal assessment in high–risk pregnancies. Cochrane Database Syst Rev 2000; Cd000073.

［36］Alfirevic Z, Stampalija T, Gyte GM. Fetal and umbilical Doppler ultrasound in high–risk pregnancies. Cochrane Database Syst Rev 2010: Cd007529.

［37］Heinonen S, Ryyn nen M, Kirkinen P, Saarikoski S. Perinatal diagnostic evaluation of velamentous umbilical cord insertion: clinical, Doppler, and ultrasonic findings. Obstet Gynecol 1996;87:112–7.

［38］Pretorius DH, Chau C, Poeltler DM, Mendoza A, Catanzarite VA, Hollenbach KA.Placental cord insertion visualization with prenatal ultrasonography. J Ultrasound Med1996;15:585–93.

［39］Gagnon R, Morin L, Bly S, et al. Guidelines for the management of vasa previa. Obstet Gynaecol Can 2009;31:748–60

［40］Aubry MC, Aubry JP, Dommergues M. Sonographic prenatal diagnosis of central nervous system abnormalities. Childs Nerv Syst 2003; 19: 391–402.

［41］Miller C, Losken HW, Towbin R, Bowen A, Mooney MP, Towbin A, Faix RS.

Ultrasounddiagnosis of craniosynostosis. Cleft Palate Craniofac J 2002; 39: 73–80.

[42] Brown BS. The prenatal ultrasonographic diagnosis of osteogenesis imperfecta lethalis. J Can Assoc Radiol 1984; 35: 63–6.

[43] Rotten D, Levaillant JM. Two- and three- dimensional sonographic assessment of the fetal face. 1. A systematic analysis of the normal face. Ultrasound Obstet Gynecol 2004; 23: 224–31.

[44] Dar P, Gross SJ. Craniofacial and neck anomalies. Clin Perinatol 2000; 27: 813–37.

[45] Azouz EM, Teebi AS, Eydoux P, Chen MF, Fassier F. Bone dysplasias: an introduction. Can Assoc Radiol J 1998; 49: 105–9.

[46] Ruano R, Benachi A, Aubry MC, Bernard JP, Hameury F, Nihoul-Fekete C, Dumez Y.Prenatal sonographic diagnosis of congenital hiatal hernia. Prenat Diagn 2004; 24: 26–30.

[47] Blaas HG, Eik-Nes SH. Sonographic development of the normal foetal thorax and abdomen across gestation. Prenat Diagn 2008; 28: 568–80.

[48] International Society of Ultrasound in Obstetrics and Gynecology. Cardiac screening examination of the fetus: guidelines for performing the 'basic' and 'extended basic' cardiac scan. Ultrasound Obstet Gynecol 2006; 27: 107–13.

[49] Comstock CH. Normal fetal heart axis and position. Obstet Gynecol 1987; 70: 255–9.

[50] Yagel S, Arbel R, Anteby EY, Raveh D, Achiron R. The three vessels and trachea view (3VT) in fetal cardiac scanning. Ultrasound Obstet Gynecol 2002; 20: 340–5.

[51] Bronshtein M, Gover A, Zimmer EZ. Sonographic definition of the fetal situs. Obstet Gynecol 2002; 99: 1129–30.

[52] Holder-Espinasse M, Devisme L, Thomas D, Boute O, Vaast P, Fron D, Herbaux B, Puech F, Manouvrier-Hanu S. Pre- and postnatal diagnosis of limb anomalies: a series of 107 cases. Am J Med Genet A 2004; 124A: 417–22.

[53] Bhide A, Thilaganathan B. Recent advances in the management of placenta previa.

Curr Opin Obstet Gynecol 2004; 16: 447–51.

［54］Royal College of Obstetricians and Gynaecologists. Guideline No. 27. Placenta praevia and placenta praevia accreta: diagnosis and management. October, 2005.

［55］Finberg HJ, Williams JW. Placenta accreta: prospective sonographic diagnosis in patients with placenta previa and prior cesarean section. J Ultrasound Med 1992; 11: 333–43.

［56］Comstock CH, Love Jr. JJ, Bronsteen RA, Lee W, Vettraino IM, Huang RR, Lorenz RP. Sonographic detection of placenta accreta in the second and third trimesters of pregnancy. Am J Obstet Gynecol 2004; 190: 1135–40.

［57］Fonseca EB, Celik E, Parra M, Singh M, Nicolaides KH. Progesterone and the risk of preterm birth among women with a short cervix. N Engl J Med 2007; 357: 462–9.

［58］To MS, Alfirevic Z, Heath VC, Cicero S, Cacho AM, Williamson PR, Nicolaides KH. Cervical cerclage for prevention of preterm delivery in women with short cervix: randomised controlled trial. Lancet 2004; 363: 1849–53.

［59］Berghella V, Baxter JK, Hendrix NW. Cervical assessment by ultrasound for preventing preterm delivery. Cochrane Database Syst Rev 2009; Cd007235.

［60］Qidwai GI, Caughey AB, Jacoby AF. Obstetric outcomes in women with sonographically identified uterine leiomyomata. Obstet Gynecol 2006; 107: 376–82.

# 附录

## 表1 中孕期胎儿结构超声检查范围的最低要求

| | |
|---|---|
| **头部** | 完整的颅骨 |
| | 透明隔腔 |
| | 脑中线（大脑镰） |
| | 丘脑 |
| | 双侧脑室 |
| | 小脑 |
| | 小脑延髓池 |
| **面部** | 双侧眼眶 |
| | 正中矢状切面轮廓* |
| | 上唇完整 |
| | 口存在 |
| **颈部** | 没有肿块（如淋巴水囊瘤） |
| | 胸/心 心和肺的形状和大小正常 |
| | 是否有心脏搏动 |
| | 正常位置的四腔心平面 |
| | 主动脉和肺动脉流出道* |
| | 没有膈疝的表现 |
| **腹部** | 胃的位置正常 |
| | 肠管没有扩张 |
| | 肾脏 |
| | 腹壁脐带附着位置 |
| **骨骼** | 没有脊椎的缺损或肿块（横切面和矢状切面） |
| | 双上肢及双手均可见，且解剖关系正常 |
| | 双下肢及双足均可见，且解剖关系正常 |
| **胎盘** | 位置 |
| | 没有肿块 |
| | 注意有无副胎盘 |
| **脐带** | 三管腔脐带* |
| **生殖器** | 男性或女性（非强制的） |

*在检查条件满足的情况下可选择该检查

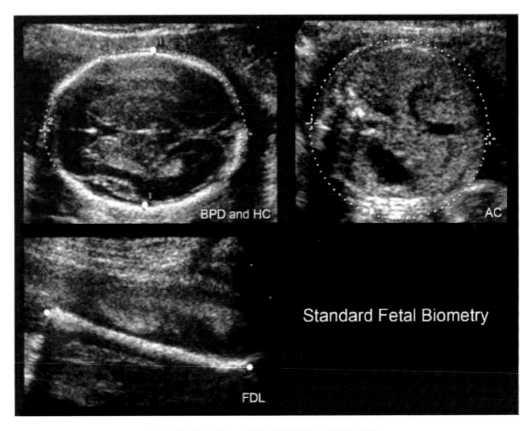

**图1 胎儿头部、腹围及股骨长度的测量**

图中显示的是超声测量胎儿双顶径 BPD、头围 HC、腹围 AC 和股骨长 FDL。本图测量双顶径时标尺置于近探头侧颅骨的外缘以及远离探头侧颅骨的内缘。有一些双顶径正常值范围是由不同的标尺放置方法建立的（如颅骨的外缘到外缘）。

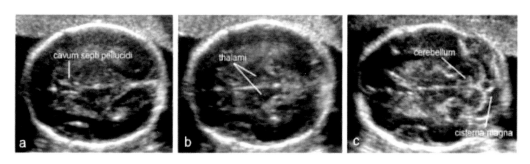

**图2 胎儿脑部横切面检查**

图中显示的是胎儿头部横切面:标准的经脑室平面(a),经丘脑平面(b)和经小脑平面(c)。前两个平面可用于评估胎儿脑部解剖结构的完整性。第三个平面可用于评估后颅窝中的小脑和小脑延髓池。

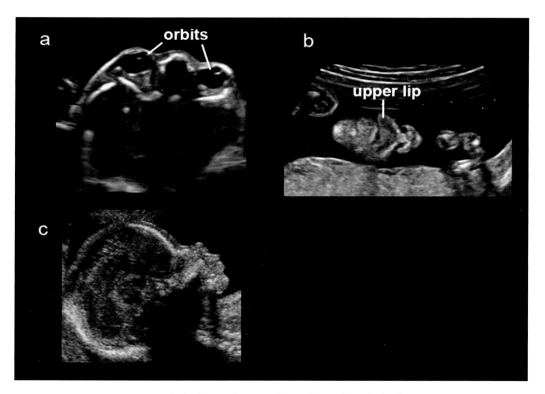

**图3 胎儿眼眶、鼻子 、嘴 、嘴唇和颜面部轮廓**

双侧眼眶对称、完整(图3a)。在冠状切面上检查嘴、嘴唇及鼻子(图3b)。若检查技术允许,颜面部正中矢状切面可提供关于唇裂、前额隆突、小颌畸形及鼻骨异常等的重要诊断线索(图3c)。

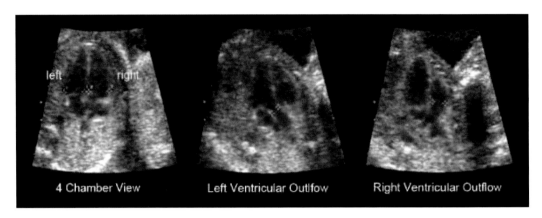

**图4 胎儿心脏的"基本"切面和"扩展"切面**

心脏的基本切面是在心脏四腔心切面上，于舒张末期双侧心室显示清晰的时候获得（左图）。大血管的扩展切面展示的是左右心室的流出道。正常胎儿双侧动脉流出道（中图和右图），直径大致相等，分别自左右心室发出，并在发出后相互交叉。大血管的扩展切面展示的是左右心室的流出道。正常胎儿双侧动脉流出道（中图和右图），直径大致相等，分别自左右心室发出，并在发出后相互交叉。

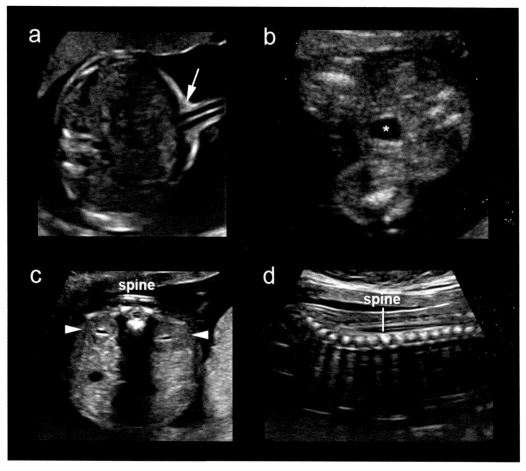

**图5 胎儿腹壁脐带附着点，膀胱及其两侧的脐动脉，双侧肾脏和脊柱**

胎儿腹部脐带附着点（箭头所指）可用于鉴别是否存在胎儿腹壁缺损，如脐膨出或腹裂畸形等（图5a）。应注意胎儿膀胱（＊）及双侧肾脏（双侧箭头）。脊柱的横切面及纵切面可有助于发现脊柱裂，尤其当这些平面异常同时合并颅骨变形和/或小脑延髓池闭塞时（图5c、5d）。

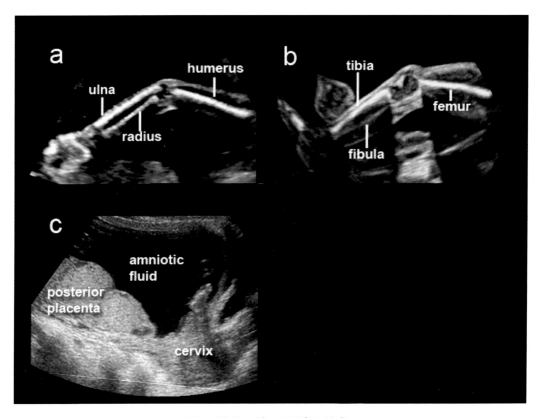

**图6 胎儿上肢 ，下肢和胎盘**

除非因技术因素而显示不清，否则应常规记录胎儿上下肢是否存在（图6a和6b）。胎盘位置及其与母亲宫颈的关系应明确（图6c）。

# 附件三

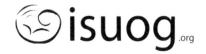

GUIDELINES

## 国际妇产科超声联盟早孕期胎儿超声指南

南方医科大学南方医院妇产科产前诊断中心 杨芳

### 临床标准委员会

国际妇产科超声学会（ISUOG）是以推进安全的临床实践、提供高质量的医学教学、推动与妇女健康相关的影像学诊断研究为宗旨的科学组织。ISUOG 临床标准委员会（CSC）的工作范畴包括制订实践指南、发布共识声明,为医疗工作者提供基于业内共识的影像学诊断方法。这些指南和共识是 ISUOG 在其发表时确认的最优方案。虽然 ISUOG 会尽力确保发布内容的准确性，但学会及其雇员或会员均不会为 CSC 所发表的不准确或具误导性的资料、意见或陈述所造成的后果承担任何责任。ISUOG CSC 所发表的文件并不是要为医疗水平订立法律标准，因为不同地区依据自身的不同情况，在诠释和实践指南的内容时会有所不同。已核准的指南可以在 ISUOG（info@isuog.org）同意后自由分发。

### 简介

在资源充足，并可以获得服务的情况下常规超声检查是产前护理的一个确立部分。通常来讲会在中孕期进行常规超声检查。

1.尽管提供早孕期常规超声检查越来越多，特别是在资源充足的中心。现代超声技术的进展，包括高频经阴道超声，提高超声分辨率的水平，可以仔细的评估和监测胎儿早期发育。

本指南的目的是为超声工作者在实施或计划实施常规或有指征的早孕期胎儿超声提供指导。"早孕期"是指妊娠的开始即确认胎儿有生机（亦即：子宫内出现妊娠囊并可见胚胎心脏活动）到妊娠的 $13^{+6}$ 周。在此时间段之后的超声检查不适用于本指南。在孕10周之前称"胚胎"，10周之后称之为"胎儿"，以反映这样一个事实，10周之后器官形成已经基本完成，更进一步的发育主要是胎儿的生长和器官的成熟[2,3]。

### 引言

**早孕期超声检查的目的是什么？**

通常来说，胎儿超声的主要目的是提供准确的信息，优化产前检查，保障母亲和胎儿尽可能最好的妊娠结果。在妊娠早期，确认胎儿生机，准确的判断孕周，确定胎儿数目，如多胎妊娠确定绒毛膜性和羊膜性是非常重要的。在早孕期末，超声还可以有机会去发现胎儿大体的异常，并在提供早孕期非整倍体筛查的医疗系统内，测量颈部透明层厚度（NT）。然而，我们知道，许多胎儿结构异常会在妊娠后期形成，即使是最好的仪器和最有经验的超声专家也未必能在早孕期发现胎儿异常。

**早孕期超声检查应该何时进行？**

在缺乏任何临床需要，病态症状或特殊指征条件下，没有必要为确认妊娠是否在继续，提供常规早孕期超声扫描。建议在11~13^{+6}孕周提供早孕期超声检查，给我们提供机会达到上述目的，亦即：确认活性，准确的建立孕周，确定存活胎儿数目，如果需要，评估胎儿解剖结构及非整倍体的风险[4-20]。在超声检查开始之前，要有医生为孕妇/孕妇夫妇提供咨询，告诉他们早孕期超声的可能益处以及局限性。（良好做法要点）

**早孕期超声检查应该由谁来操作？**

进行常规产科超声扫描的人应该具有孕期超声诊断的专科训练。（良好做法要点）

为使常规超声检查达到最优化的结果，建议进行早孕期超声的个人应该符合以下条件：

1.已经完成了超声诊断学及相关安全知识的培训；

2.参加持续医学教育活动；

3.已经建立了适当的转诊途径处理发现异常或疑似异常；

4.参加已经完善的质量控制体系[21]。

### 用什么样的超声仪器？

推荐使用的超声仪器至少具有以下功能：

1.实时，灰阶，2维超声；

2.有经腹部和阴道探头；

3.可调节的声能输出及输出显示标准；

4.有冻结图像和放大功能；

5.电子游标；

6.可以打印或储存图像；

7.经常性的维修和保养服务。

### 检查应该如何记录？

检查报告应该以电子和/或纸张报告的形式被记录下来（例子见附件），这样的报告应该按照本地操作手册在当地被保存，使孕妇和转诊机构可以获得。（良好做法要点）

### 早孕期产前超声安全吗？

胎儿暴露于超声的时间应该最小化，用最少的扫描时间和最低的输出能量，应用ALARA（合理获得的同时尽量降低暴露剂量）原则获得诊断信息。

许多国际性学术团体，包括ISUOG（国际妇产科超声学会），在运用B超和M超进行产前超声方面已经形成共识，因声输出有限，在妊娠的所有阶段都是安全的[22,23]。但是，多普勒超声与更强大的能量输出相关，因此有更大的潜在生物效应，特别是应用于一块小的感兴趣的区域[24,25]。因此，多普勒检查只能在有临床指征的情况下运用于早孕期。更多的信息可以在ISUOG(国际妇产科学会)安全声明上获得[22]。

### 若不能完全按照这些指南进行早孕期超声检查，应该怎么办？

这些指南代表了早孕期超声的国际水准，但是必须考虑到当地的环境及医疗实践的需要。如果检查不能完全按照这些指南进行，建议最好记录下不能完成的原因。在大多数情况下，重复扫描是合适的，或者可以转诊给其他的医疗从业者。这个应该尽快进行，以减少患者不必要的焦虑以及最初检查设想目标的相关延迟。（良好做法要点）

**在多胎妊娠中应该怎么做？**

确定绒毛膜性和羊膜性在多胎妊娠的检查和处理中是非常重要的。绒毛膜性应该在早孕期确定，那时的特征是最可靠的。这些一旦确定，进一步的产前检查，包括超声检查的时间和频次，应该按照现有医疗资源和当地指南计划好。（良好做法要点）

**检查指南**

**1. 评估早孕期胚胎活性**

在这个指南中，孕龄被表述为停经或怀孕的时间，就是比受精时间长14天。胚胎发育超声的可视化与Carnegie分期系统人类胚胎发育时间表紧密一致[3]。典型的胚胎在1~2mm长时可以被超声观察到，并且以每天大约1mm的速度增长。直到胚胎的53天（大约12mm），当钻石形状的菱脑腔（未来的第四脑室）可见[18]，头臀两端才明显。

确定活性，"活性"这个词是指能独立生活在子宫外的能力，严格来说，不能代表胚胎或早期胎儿生命。然而，这个词已经成为超声行业术语，意味着胚胎或胎儿心跳可见并意味着孕体是"活的"。胎儿活性，从超声这个方面，习惯上是指确认胚胎在检查时出现心脏活动。胚胎心脏活动在正常妊娠中最早可在妊娠的37天有记录[29]，就是当胚胎心管开始跳动的时间[30]。心脏活动通常在胚胎测量2mm及以上时明显[31]，但是有5%~10%的2~4mm的胚胎心脏活动不明显[32,33]。

子宫内妊娠的定义：子宫内妊娠囊的出现清晰地表明妊娠是在子宫内，但是妊娠囊的定义标准不明确。名词例如"明显空"的囊，"双蜕膜环"或"假囊"不能准确的确认或者否认子宫内妊娠。最终靠主观决定，因此，受超声波操作者的个人经验影响。对一个无症状的病人，建议等待直到胚胎变得明显，子宫内的"囊"确实是妊娠囊。（良好做法要点）

**2. 早期妊娠的测量**

平均妊娠囊直径（MSD）从末次月经第35天起被描述。平均妊娠囊直径是指妊娠囊内充满液体的空间三个正交测量的平均值[34]。已有头臀长（CRL）和平均妊娠囊直径的参考标准，但是，当有胚胎的存在，头臀长比平均妊娠囊直径更为准确地估计孕周，因为平均妊娠囊直径在孕龄估计方面有更大的变异[35,36]。

### 3. 早孕期胎儿测量

哪些测量应该在早孕期进行?

头臀长的测量应该通过经腹或经阴道获得。首先应该获得整个胚胎或胎儿的正中矢状切面,理想的情况下应该是胚胎或胎儿成水平方向位于屏幕。图像应该充分放大,充满超声屏幕的大部分宽度,这样可以使测量线在头和臀之间大约90° 垂直于超声声束方向[37,38]。电子线性游标应该在胎儿自然状态时测量(不要太屈或太伸)。应该清楚地定义头和臀的端点。小心应该避免包含结构比如卵黄囊。为保证胎儿不要屈,在胎儿的下巴和胸部之间应该有羊水(见图1)。然而,这一点在早孕期(6~9周)胚胎处于典型的高度屈曲状态是很难获得的。在这种情况下,真正的测量代表颈—臀长度,但是仍然被称作头臀长。在非常早的孕周,通常不可能区分头部和尾部而以测量的最大直径取代。

双顶径(BPD)和头围(HC)的测量在胎儿头的最大对称轴平面,不应该被邻近的结构或探头的压力扭曲。在10周左右,应该可以见到一些结构例如中线第三脑室,大脑间裂以及脉络丛。直到13周,丘脑和第三脑室提供了很好的标记。确认正确的轴向方位,图像中包含脑室的前脚和后枕叶,同时保持这个平面在小脑的平面之上[1,38-41]。

对于双顶径测量,放置游标应该遵循用于制造标准量表的技术原则。颅骨外缘到内缘或外缘到外外缘原则都有应用[1,39,42,43](见图2)。

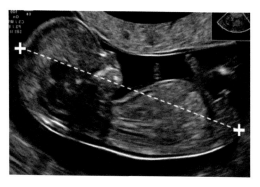

**图1 在一个头臀长为60mm的胎儿(12+3周)显示头臀长(CRL)测量技巧**
注意颈部处于自然状态。

其他测量：虽然腹围（ＡＣ），股骨长和大部分器官的标准量表可用，但是没有理由把测量这些结构作为常规早孕期超声的一部分。

4.胎龄的评价

妊娠期妇女应该在10~13$^{+6}$周提供早孕期准确的孕龄估算。(A级推荐)超声评价胚胎/胎儿孕龄运用以下假定：

　　–妊娠（孕龄）代表受精后+14天；

　　–胚胎和胎儿大小与受孕（受精）时间一致；

　　–结构测量正常大小；

　　–测量技巧与参考标准量表符合；

　　–测量值可信（测量者内和测量者之间）；

　　–超声仪器被正确校准。

准确的测定孕龄对于妊娠后续的适当随访是至关重要的，也是早孕期常规超声的首要指征。它为合适的评估胎儿后期的生长提供了有价值的信息,特别是适当的产科检查和早产或过期妊娠的管理[44,45]。除了辅助生殖技术带来的妊娠，受精的确切日期不能被精确确定，因此，用超声确定妊娠的日期成为建立孕周的最可靠方法[39,46]。因此，推荐所有的妊娠期妇女在10~13周之间（10~13$^{+6}$周)进行早孕期超声检查以确定孕周和发现多胎妊娠[47]。在早孕期，很多生物参数与孕周紧密相关，但是头臀长（CRL）在确定受精时间方面最为精确，在95%的病例中相差不超过5天[48-52]。

对于比较早的孕周，当胎儿相对较小，测量误差对孕周判断会产生更为显著的效应。因此，判断孕周最合适的时间是8~13$^{+6}$周[48]。

在11~13$^{+6}$周，头臀长和双顶径是孕周判定最常用的2个参数。很多作者发表了这些变量的标准量表。测量可以通过经腹或经阴道。单胎参数仍然有效并可以应用于多胎妊娠[27,53]。表1有几个已发表的标准量表。推荐应该尽量测量头臀长除非已经超过84mm。超过这个阶段之后，可以用头围(HC)，因为它比双顶径（BPD）稍微精确一些[41]。（良好做法要点）

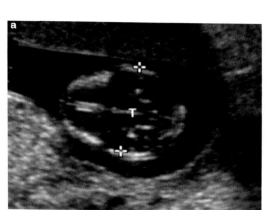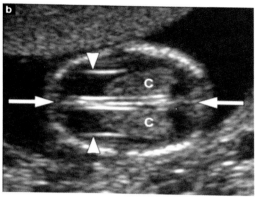

图2 胎儿头部

（a）双顶径测量平面（游标）。注意经过头部、第三脑室正中和中线结构的真正轴向切面（T显示第三脑室和丘脑）。在这个平面可以同时测量头围。

（b）正常脉络丛（C）和中线大脑镰和大脑间裂（箭头）。注意脉络丛中部延伸到后脚外侧缘。前脚外侧壁以楔形箭头指示。

### 5.评价胎儿解剖结构

中孕期"18~22周"超声扫描仍然是胎儿解剖评估的标准，无论是高危还是低危妊娠[54-57]。早孕期胎儿解剖评价及发现畸形最早在20世纪80年代后期和90年代早期随着高性能的阴道探头的出现而兴起[58,59]。11~13[+6]周NT非整倍体筛查重新点燃了对早孕期解剖扫查的兴趣（见表2）。已有的报道显示优势包括早期发现和排除许多主要的畸形，早期使高危孕妇放心，更早的遗传学诊断和适当的时候早期终止妊娠。局限性包括需要受过训练和有经验的操作者，性价比不明确以及有些解剖结构和病理过程是后期发展形成（如胼胝体，左心发育不良），这使早期发现变得不可能并且会因为一些表现的临床意义并不明确而导致咨询的困难。

头部

颅骨骨化在11周后可以见到（见图2a）。特别是在轴位和冠状位了解骨化情况是很有帮助的。

应该显示颅骨没有骨质的缺损（变形或破坏）。

11~13[+6]周大脑区域以侧脑室为主导，看上去大并且在后角的2/3充满了强回声的脉络丛（图2b）。大脑半球看起来对称并且清楚地被大脑间裂和大脑镰分开。大脑皮质很薄并且最好在脑的前部观察，大的充满液体的脑室，这一表现不应该被误认为脑积水。在这个早期阶段，一些脑的结构（如胼胝体，小脑）尚未充分发育不能做准确的评价。后颅窝颅内透明层可以在11~13[+6]周做评价，作为开放性神经管缺陷的筛查检查，但是不能作为一个标准[63]。在11~13[+6]周，可以尝试去显示双眼的晶体，眶间距，面部轮廓包括鼻子，鼻骨和下颌骨以及嘴和上唇的完整性[28,64,65]（见图3）。然而，当没有明显的畸形，即使未能在这个阶段检查胎儿脸部也不应该把进一步的检查提前到早于中孕期扫描。

| 表1 早孕期（13[+6]）生物参数正常量表 | | | 单位 mm |
|---|---|---|---|
| 文献 | 测量结构 | 孕周范围（周） | 备注 |
| Robinson & Fleming 52 (1975); quoted by Loughna et al. 41(2009) | 头臀长 | 9~13[+6] | 被英国医学超声学会选用[41] |
| Hadlock et al. 83 (1992) | 头臀长 | 5.0~18.0 | |
| 器官/解剖区域 | 显示和或正常？ | | |
| Daya[84] (1993) | 头臀长 | 6.1~13.3 | 包括双顶径，头围，腹围，股骨，小脑 |
| Verburg et al.[43] (2008) | 头臀长 | 6[+2]~15[+0] | 包括双顶径到14周 |
| McLennan & Schluter[85] (2008) | 头臀长 | 5~14 | 对于早期妊娠 |
| Hadlock et al.[86] (1982) | 双顶径 | 12~40 | 1982图表比1984更准确被英国医学超声学会选用[41] |
| Altman & Chitty[39] (1997); quoted by Loughna et al.[41] (2009) | 双顶径 | 12[+6]~35[+4] | 包括头臀长，头围，腹围，股骨，小脑 |
| Verburg et al.[43] (2008) | 双顶径 | 10~43 | |

测量必须按照文献描述的技巧，在实践采用之前必须在当地人群中测试。

颈部

超声评价NT是染色体异常筛查的一部分，将会在后面讨论。应该注意颈部与躯干的排列和辨别其他积液如水囊瘤和颈部淋巴囊肿[28,65]。

脊柱

应该获得纵切及轴向平面显示正常脊柱的排列及完整性以及尝试显示覆盖的皮肤的完整性（见图4）。然而，即使没有看到明显畸形，当没有明显的畸形，即使未能在这个阶段检查胎儿脊柱也不应该把进一步的检查提前到早于中孕期扫描。特别需要注意正常表现的脊柱但双顶径小于第五百分位数[66]。

胸部

胸部正常情况下包含肺组织，在超声上是均匀回声的，没有胸腔积液或囊性或实性的包块。应该评价膈肌完整性，注意胃和肝脏是否处于腹腔内的正常位置。

### 表2　11~13$^{+6}$周建议的解剖评价

| | |
|---|---|
| 头部 | 显示 |
| | 颅骨 |
| | 大脑镰 |
| | 充满脉络丛的侧脑室 |
| 颈部 | 正常表现 |
| | 透明层厚度（需征求知情同意并需要经过训练 |
| | /认证的操作者*） |
| 面部 | 眼睛有晶体* |
| | 鼻骨* |
| | 正常轮廓/下颌骨* |
| | 完整唇部* |
| 脊柱 | 椎体（纵切和轴向）* |
| | 完整的皮肤覆盖* |
| 胸部 | 肺叶对称 |
| | 无积液或包块 |
| 心脏 | 心脏活动规律 |
| | 四腔心对称* |
| 腹部 | 胃在左上 1/4 出现 |
| | 膀胱* |
| | 肾脏* |
| 腹壁 | 正常脐带插入 |
| | 没有脐部缺损 |
| 肢体 | 四肢均有3个节段 |
| | 手脚的位置正常* |
| 胎盘 | 大小和质地 |
| 脐带 | 3条血管* |

*可选结构。修正于 Fong et al. 28，McAuliffe et al. 87，Taipale et al. 60 and von Kaisenberg e t　a l. 88．

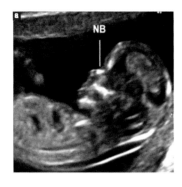
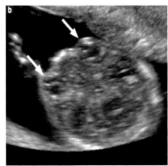
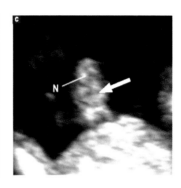

**图3 胎儿面部**

（a）正常轮廓显示鼻骨(NB).注意正常上颌骨和下颌骨的长度。

（b）正常眼睛可见球体和晶体（箭头）

（c）13周胎儿上唇完整以及两唇之间的线（箭头）。

鼻部详细情况显示有限（N）。

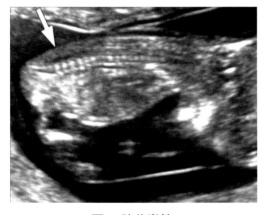

**图4 胎儿脊柱**

正中切面颈部到骶部椎体的后方可见完整的皮肤（短箭头）。

注意椎体显示骨化，但神经弓仍是软骨，是等回声或低回声。在颈部（长箭头）椎体尚未完全骨化前，软骨原基呈低回声是正常的。

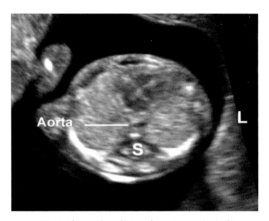

**图5 在四腔心切面水平显示胎儿胸**

腔的轴向截面，心尖指向左（L）。注意心房和心室在间隔（箭头）对称的两边。肺区域是均匀回声和对称的。主动脉在脊柱左侧（S）。

心脏

应该记录心脏的正常位置，正常位置的心脏在胸腔的左侧（左位心）（见图5），现有的研究显示11~13$^{+6}$周更多详细的心脏解剖超声评价是可行的[67,68]，但这不是常规超声检查的一部分。为安全原因，多普勒不是常规超声检查的指证。

腹部内容物

11~13$^{+6}$周，胃和膀胱是腹腔内唯一低回声液体结构（见图6a和6b）。胃的位置在腹腔左侧，与左位心一起辅助确认正常的内脏位置。应该注意到胎儿肾脏位置在脊柱两侧，豆形状轻微强回声结构伴有典型的低回声肾盂（见图6b）。12孕周或之前，胎儿膀胱显示为下腹部中低回声圆形结构。

腹壁

12周后正常的脐带插入应该被记录（见图6c）。生理性脐疝应该出现最多到11周并且应该和脐疝和腹裂相区别[28,65,69]。

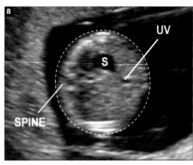
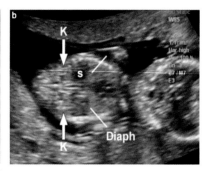
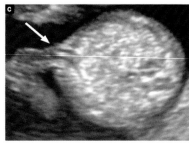

**图6 胎儿腹部**

（a）腹部轴位水平显示腹围测量平面（虚线），显示胃（S）和脐静脉（UV）。（b）腹部冠状面显示肾盂中央呈低回声（K，箭头），胃（S）和膈肌（Diaph，线）。（c）脐带插入（箭头）。注意2条脐动脉是可见的。

肤体

11~13<sup>+6</sup>周应该记录上肢和下肢骨性部分的显示和双手和双脚的正常位置。手的末端指骨可以在11周看见，特别是通过经阴道超声（见图7a）。

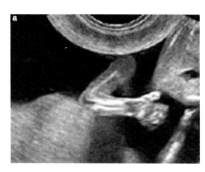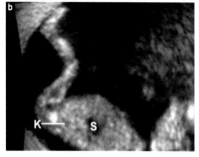

**图 7 胎儿四肢**

（a）正常臂部显示手和手腕正常对齐。（b）显示正常的腿部，相对于小腿正常方向的足。也可见肾（K）和胃（S）。

生殖器

评价生殖器和性别应该基于正中矢状切面的生殖结节的方位，但是不能应用于临床目的（因为图7胎儿四肢）。(a)正常臀部显示手和手腕正常对齐。（b）显示正常的腿部，相对于小腿正常方向的足。也可见肾（K）和胃（S）。并不准确。

脐带

应该注意脐带血管数目，脐带插入以及是否有脐带囊肿。用彩色或能量多普勒简短的评价膀胱旁区域有助于确认是否是2条脐动脉，但这不是常规评价的一部分。

3维和4维超声波的角色

3维和4维超声并不常规应用于早孕期胎儿解剖结构评价，因为分辨率和2维超声相比不如2维。在专家手中，这些方法在评价畸形方面可能有所帮助，特别是表面的解剖异常。

6. 染色体异常的评价

可以提供早孕期染色体异常的超声筛查，取决于公共卫生政策，受训的个人以及卫生资源的可用性。早孕期筛查应该包括NT测量[71,72]。添加其他额外指标进一步改善筛查表现，包括游离或总绒毛膜促性腺激素（hCG）以及妊娠相关血浆蛋白—A（PAPP-A）[73]。如果条件适合，额外的非整倍体指标，包括鼻骨，三尖瓣返流，导管返流和其他，经过适当的培训和认证可以根据受训者个人情况添加[74-76]。大多数的专家建议NT测量应该在$11{\sim}13^{+6}$周，相对应的头臀长是45~84mm。选择这段孕周是因为NT作为一个筛查试验在这段时间进行最为合适，而且胎儿大小允许我们诊断大部分胎儿畸形，因此可以对怀有异常胎儿的孕妇提供早期终止妊娠的选择[77]。NT的推广需要几大因素：包括适合的仪器设备，咨询和管理，同时操作者需要专门的培训以及持续的认证。更多的详细资料可以从相关国家组织和慈善机构比如胎儿医学基金会（www.fetalmedicine.com）获得。然而，即使缺乏基于NT的筛查计划，我们仍然推荐对妊娠胎儿进行颈后区域的量化评估，如果发现增厚，应该推荐给专家。

如何测量NT

NT测量用于筛查应该只限于受过训练和认证的操作者。NT可以通过经腹和经阴道的方法测量。胎儿应该处于自然的状态，获得胎儿的正中矢状切面，图像应该被放大以包括只有胎儿的头部和上胸部。还有，应该区分羊膜和胎儿。胎儿面部的正中矢状切面定义为前部显示高回声的鼻尖和矩形的颚，中间显示透明的间脑以及后部显示颈后的膜。如果切面不是恰好正中，鼻尖不会显示并且会出现上颌骨前端正交的骨性延伸。超声机器必须保证测量的精度到0.1mm。标尺必须放置正确（线上—线上）以测量 NT 即颈后膜到脊柱颈段软组织的最大距离（图8）。如果符合标准的测量超过1次，应记录最大值并进行风险评估。多胎妊娠需要特别考虑绒毛膜性。

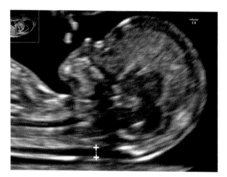

图8 颈后透明层厚度的超声测量

如何培训和NT测量的质量控制

一个可信赖和可重复的NT测量需要适当的培训。操作人员的严格的审计以及由评价者提供有建设性的反馈，这在许多国家已经建立起来。对所有参加基于NT的筛查计划的从业者来说这是非常有必要的。（良好做法要点）

## 7．其他子宫内和子宫外的结构

应当评价胎盘回声结构。明确异常的发现，比如包块，单发或多发的囊性空间和大的绒毛膜下集液（>5 cm），应该注意并随访。胎盘位置与宫颈的关系在这一阶段并不太重要，因为大部分都会迁移远离宫颈内口[78]。这一阶段不应报告前置胎盘。

对于前次剖宫产的病人应该给予特别关注，她们容易发生疤痕妊娠或胎盘植入，伴随重大并发症。对于这些病人，应该检查膀胱和子宫峡部剖宫产疤痕之间的部分。对于可疑的病人，应该及时转诊给专家做进一步的评估和管理[81,82]，虽然可能会在未来讨论对于前次剖宫产病人的常规超声检查，目前证据不足支持包含这项检查在常规检查中。

妇科病理情况，包括良性和恶性，可能会在早孕期超声检查中发现。子宫形状的异常，比如子宫纵膈和双角子宫应该描述。附件应该注意有无异常和包块。这些发现的相关性和处理已经超出了本指南的范围。

指南作者

L. J. Salomon*, Department of Obstetrics and Fetal Medicine and SFAPE (Société Francaised' Amélioration des Pratiques Echographique), Paris Descartes University, Assistance Publique–Hopitaux de Paris, Hopital Necker Enfants, Paris, France.

Z. Alfirevic*, Department for Women's and Children's Health, University of Liverpool, Liverpool, UK.

C. M. Bilardo, Fetal Medicine Unit, Department of Obstetrics and Gynaecology, University Medical Centre Groningen, Groningen, The Netherlands.

G. E. Chalouhi, Department of Obstetrics and Fetal Medicine and SFAPE (Société

Francaised'Amélioration des Pratiques Echographique), Paris Descartes University, Assistance Publique–Hopitaux de Paris, Hopital Necker Enfants, Paris, France.

T. Ghi, Department of Obstetrics and Gynaecology, Policlinico S.Orsola–Malpighi, University of Bologna, Bologna, Italy.

K. O. Kagan, Department of Obstetrics and Gynecology, University of Tuebingen, Tuebingen, Germany.

T. K. Lau, Fetal Medicine Centre, Paramount Clinic, Central, Hong Kong.

A. T. Papageorghiou, Fetal Medicine Unit, St George's,University of London, London, UK.

N. J. Raine–Fenning, Division of Obstetrics & Gynaecology, School of Clinical Sciences, University of Nottingham, Nottingham, UK.

J. Stirnemann, Obstetrics and Fetal Medicine, GHU Necker–Enfants Malades, University Paris Descartes, Paris, France.

S. Suresh, Mediscan Systems&Fetal Care Research Foundation, Mylapore, Chennai, India.

A. Tabor, Fetal Medicine Unit, Department of Obstetrics, Rigshospitalet, Copenhagen University Hospital, Copenhagen, Denmark.

I. E. Timor–Tritsch, Department of Obstetrics and Gynecology, New York University School of Medicine, New York, NY, USA.

A. Toi, Medical Imaging andObstetrics and Gynaecology, Mount Sinai Hospital, University of Toronto, Toronto,ON, Canada.

G. Yeo, Department of Maternal Fetal Medicine, Obstetric Ultrasound and Prenatal Diagnostic Unit, KK Women's and Children's Hospital, Singapore.

# 参考文献

［1］Salomon LJ, Alfirevic Z, Berghella V, Bilardo C, Hernandez– Andrade E, Johnsen SL, Kalache K, Leung KY,Malinger G, Munoz H, Prefumo F, Toi A, Lee W; ISUOG Clinical Standards Committee. Practice guidelines for performance of the routine mid–trimester fetal ultrasound scan. Ultrasound Obstet Gynecol 2011; 37: 116–126.

［2］Deter RL, Buster JE, Casson PR, Carson SA. Individual growth patterns in the first trimester: evidence for difference in embryonic and fetal growth rates. Ultrasound Obstet Gynecol 1999; 13: 90–98.

［3］Blaas HG. The examination of the embryo and early fetus: how and by whom? Ultrasound Obstet Gynecol 1999;14: 153–158.

［4］Whitworth M, Bricker L, Neilson JP, Dowswell T. Ultrasound for fetal assessment in early pregnancy.Cochrane Database Syst Rev 2010; 4: Cd007058.

［5］Bennett KA, Crane JMG, O'Shea P, Lacelle J, Hutchens D, Copel JA. First trimester ultrasound screening is effective in reducing postterm labor induction rates: a randomized controlled trial. Am J Obstet Gynecol 2004;190: 1077–1081.

［6］Hoffman CS, Messer LC, Mendola P, Savitz DA, Herring AH, Hartmann KE. Comparison of gestational age at birth based on last menstrual period and ultrasound during the first trimester. Paediatr Perinat Epidemiol 2008;22: 587–596.

［7］Taipale P, Hiilesmaa V. Predicting delivery date by ultrasound and last menstrual period in early gestation. Obstet Gynecol 2001; 97: 189–194.

［8］Skalkidou A, Kieler H, Stephansson O, Roos N, Cnattingius S, Haglund B. Ultrasound pregnancy dating leads to biased perinatal morbidity and neonatal mortality among post–term–born girls Epidemiology 2010; 21: 791–796.

［9］Harrington DJ, MacKenzie IZ, Thompson K, Fleminger M, Greenwood C.Does a first trimester dating scan using crown rump length measurement reduce the rate of induction of labour for prolonged pregnancy? An uncompleted randomised controlled trial of 463 women. BJOG 2006; 113: 171–176.

[ 10 ] Ott WJ. Accurate gestational dating: revisited. Am J Perinatol 1994; 11: 404–408.

[ 11 ] Wisser J, Dirschedl P, Krone S. Estimation of gestational age by transvaginal sonographic measurement of greatest embryonic length in dated human embryos. Ultrasound Obstet Gynecol 1994; 4: 457–462.

[ 12 ] Tunón K, Eik–Nes SH, Gr   ttum P, Von D ü ring V, Kahn JA. Gestational age in pregnancies conceived after in vitro fertilization: a comparison between age assessed from oocyte retrieval, crown  rump length and biparietal diameter. Ultrasound Obstet Gynecol 2000; 15: 41–46.

[ 13 ] Grange G, Pannier E, Goffinet F, Cabrol D, Zorn JR. Dating biometry during the first trimester: accuracy of an every–day practice. Eur J Obstet Gynecol Reprod Biol 2000; 88: 61–64.

[ 14 ] Chalouhi GE, Bernard JP, Benoist G, Nasr B, Ville Y, Salomon LJ. A comparison of first trimester measurements for prediction of delivery date. J Matern Fetal Neonatal Med 2011; 24: 51–57.

[ 15 ] Salomon LJ, Pizzi C, Gasparrini A, Bernard J–P, Ville Y. Prediction of the date of delivery based on first trimester ultrasound measurements: an independent method from estimated date of conception. J Matern Fetal Neonatal Med 2010; 23:1–9.

[ 16 ] Caughey AB, Nicholson JM, Washington AE. First–vs second–trimester ultrasound: the effect on pregnancy dating and perinatal outcomes. Am J Obstet Gynecol 2008; 198: 703.e1–6.

[ 17 ] Thorsell M, Kaijser M, Almstrm H, Andolf E. Expected day of delivery from ultrasound dating versus lastmenstrual period–obstetric outcome when dates mismatch. BJOG  2008; 115: 585–589.

[ 18 ] Bottomley C, Bourne T. Dating and growth in the first trimester. Best Pract Res Clin Obstet Gynaecol 2009; 4:439   452.

[ 19 ] Sonek J. First trimester ultrasonography in screening and detection of fetal anomalies.

Am J Med Genet C Semin Med Genet 2007; 145: 45-61.

[ 20 ] Snijders RJ, Johnson S, Sebire NJ, Noble PL, Nicolaides KH. First-trimester ultrasound screening for chromosomal defects. Ultrasound Obstet Gynecol 1996; 7: 216-226.

[ 21 ] Ville Y. 'Ceci n' est pas une é chographie' : a plea for quality assessment in prenatal ultrasound. UltrasoundObstet Gynecol 2008; 31:1-5.

[ 22 ] Abramowicz JS, Kossoff G, Marsal K, Ter Haar G. Safety Statement, 2000 (reconfirmed 2003). International Society of Ultrasound in Obstetrics and Gynecology (ISUOG). Ultrasound Obstet Gynecol 2003; 21: 100.

[ 23 ] Torloni MR, Vedmedovska N, Merialdi M, Betr an AP, Allen T, Gonz alez R, Platt LD; ISUOG-WHO Fetal Growth Study Group. Safety of ultrasonography in pregnancy: WHO systematic review of the literature and meta-analysis. Ultrasound Obstet Gynecol 2009; 33: 599-608.

[ 24 ] Hershkovitz R, Sheiner E, Mazor M. Ultrasound in obstetrics: a review of safety. Eur J Obstet Gynecol Reprod Biol 2002; 101: 15-18.

[ 25 ] Salvesen K, Lees C, Abramowicz J, Brezinka C, Ter Haar G, Mar ˇ s al K. ISUOG statement on the safe use of Doppler in the 11 to 13 + 6-week fetal ultrasound examination. Ultrasound Obstet Gynecol 2011; 37: 628.

[ 26 ] Lewi L, Jani J, Blickstein I, Huber A, Gucciardo L, Van Mieghem T, Done E, Boes AS, Hecher K, Gratac ″os E, Lewi P, Deprest J. The outcome of monochorionic diamniotic twin gestations in the era of invasive fetal therapy: a prospective cohort study. Am J Obstet Gynecol 2008; 199: 493.e1-7.

[ 27 ] Dias T, Arcangeli T, Bhide A, Napolitano R, Mahsud-Dornan S, Thilaganathan B. First-trimester ultrasound determination of chorionicity in twin pregnancy. Ultrasound Obstet Gynecol 2011; 38: 530-532.

[ 28 ] Fong KW, Toi A, Salem S, Hornberger LK, Chitayat D, Keating SJ, McAuliffe F,

Johnson JA. Detection of fetal structural abnormalities with US during early pregnancy. Radiographics 2004; 24: 157–174.

[29] Jurkovic D, Gruboeck K, Campbell S. Ultrasound features of normal early pregnancy development. Curr Opin Obstet Gynecol 1995; 7: 493–504.

[30] Tezuka N, Sato S, Kanasugi H, Hiroi M. Embryonic heart rates: development in early first trimester and clinical evaluation. Gynecol Obstet Invest 1991; 32: 210–212.

[31] Levi CS, Lyons EA, Zheng XH, Lindsay DJ, Holt SC. Endovaginal US: demonstration of cardiac activity in embryos of less than 5.0mmincrown-rumplength. Radiology 1990; 176: 71–74.

[32] Goldstein SR. Significance of cardiac activity on endovaginal ultrasound in very early embryos. Obstet Gynecol 1992; 80: 670–672.

[33] Brown DL, Emerson DS, Felker RE, Cartier MS, Smith WC. Diagnosis of early embryonic demise by endovaginal sonography. J Ultrasound Med 1990; 9: 631–636.

[34] Oh JS, Wright G, Coulam CB. Gestational sac diameter in very early pregnancy as a predictor of fetal outcome. Ultrasound Obstet Gynecol 2002; 20: 267–269.

[35] Robinson HP, Sweet EM, Adam AH. The accuracy of radiological estimates of gestational age using early fetal crown–rump length measurements by ultrasound as a basis for comparison. Br J Obstet Gynaecol 1979; 86:525–528.

[36] Robinson HP. "Gestation sac" volumes as determined by sonar in the first trimester of pregnancy. Br J Obstet Gynaecol 1975; 82: 100–107.

[37] Salomon LJ, Bernard M, Amarsy R, Bernard JP, Ville Y. The impact of crown rump length measurement error on combined Down syndrome screening: a simulation study. Ultrasound Obstet Gynecol 2009; 33: 506–511.

[38] Sladkevicius P, Saltvedt S, Almstr ¨H, Kublickas M, om Grunewald C, Valentin L. Ultrasound dating at 12–14 weeks of gestation. A prospective cross–validation of

established dating formulae in invitro fertilized pregnancies. Ultrasound Obstet Gynecol 2005; 26: 504–511.

[39] Altman DG, Chitty LS. New charts for ultrasound dating of pregnancy. Ultrasound Obstet Gynecol 1997; 10:174–191.

[40] Salomon LJ, Bernard JP, Duyme M, Dorion A, Ville Y. Revisiting first-trimester fetal biometry. Ultrasound Obstet Gynecol 2003; 22: 63–66.

[41] Loughna P, Chitty L, Evans T, Chudleigh T. Fetal size and dating: charts recommended for clinical obstetric practice. Ultrasound 2009; 17: 161–167.

[42] Hadlock FP, Deter RL, Carpenter RJ, Park SK. Estimating fetal age: effect of head shape on BPD. AJR Am J Roentgenol 1981; 137: 83–85.

[43] Verburg BO, Steegers EAP, De Ridder M, Snijders RJM, Smith E, Hofman A, Moll HA, Jaddoe VW, Witteman JC. New charts for ultrasound dating of pregnancy and assessment of fetal growth: longitudinal data from a population-based cohort study. Ultrasound Obstet Gynecol 2008; 31: 388–396.

[44] Crowley P. Interventions for preventing or improving the outcome of delivery at or beyond term. Cochrane Database Syst Rev 2000; (2): CD000170.

[45] Mongelli M, Wong YC, Venkat A, Chua TM. Induction policy and missed post-term pregnancies: a mathematical model. Aust N Z J Obstet Gynaecol 2001; 41: 38–40.

[46] Hoffman CS, Messer LC, Mendola P, Savitz DA, Herring AH, Hartmann KE. Comparison of gestational age at birth based on last menstrual period and ultrasound during the first trimester. Paediatr Perinat Epidemiol 2008; 22: 587–596.

[47] NICE. Antenatal care: Routine care for the healthy pregnant woman. National Institute for Health and Clinical Excellence: London, 2010.

[48] Savitz DA, Terry JW, Dole N, Thorp JM, Siega-Riz AM, Herring AH. Comparison of pregnancy dating by last menstrual period, ultrasound scanning, and their combination. Am J Obstet Gynecol 2002; 187: 1660–1666.

［49］Bagratee JS, Regan L, Khullar V, Connolly C, Moodley J. Reference intervals of gestational sac, yolk sac and embryo volumes using three-dimensional ultrasound. Ultrasound Obstet Gynecol 2009; 34: 503-509.

［50］Grisolia G, Milano K, Pilu G, Banzi C, David C, Gabrielli S, Rizzo N, Morandi R, Bovicelli L. Biometry of early pregnancy with transvaginal sonography. Ultrasound Obstet Gynecol 1993; 3: 403-411.

［51］Robinson HP. Sonar measurement of fetal crown-rump length as means of assessing maturity in first trimester of pregnancy. Br Med J 1973; 4: 28-31.

［52］Robinson HP, Fleming JE. A critical evaluation of sonar "crown-rump length" measurements. Br J Obstet Gynaecol 1975; 82: 702-710.

［53］Dias T, Mahsud-Dornan S, Thilaganathan B, Papageorghiou A, Bhide A. First-trimester ultrasound dating of twin pregnancy: are singleton charts reliable? BJOG 2010; 117: 979-984.

［54］Saltvedt S, Almstrom H, Kublickas M, Valentin L, Grunewald C. Detection of malformations in chromosomally normal fetuses by routine ultrasound at 12 or 18 weeks of gestation-a randomised controlled trial in 39,572 pregnancies. BJOG 2006; 113:664-674.

［55］Chen M, Lee CP, Lam YH, Tang RYK, Chan BCP, Wong SF, Tse LH, Tang MH. Comparison of nuchal and detailed morphology ultrasound examinations in early pregnancy for fetal structural abnormality screening: a randomized controlled trial. Ultrasound Obstet Gynecol 2008; 31: 136-146; discussion 146.

［56］Timor-Tritsch IE, Fuchs KM, Monteagudo A, D'Alton ME. Performing a fetal anatomy scan at the time of first-trimester screening. Obstet Gynecol 2009; 113: 402-407.

［57］Abu-Rustum RS, Daou L, Abu-Rustum SE. Role of first-trimester sonography in the diagnosis of aneuploidy and structural fetal anomalies. J Ultrasound Med 2010; 29: 1445-1452.

［58］Timor-Tritsch IE, Bashiri A, Monteagudo A, Arslan AA. Qualified and trained sonographers in the US can perform early fetal anatomy scans between 11 and 14 weeks. Am J Obstet Gynecol 2004; 191: 1247–1252.

［59］Bronshtein M, Zimmer EZ. Transvaginal ultrasound diagnosis of fetal clubfeet at 13 weeks, menstrual age. J Clin Ultrasound. 1989; 17: 518–520.

［60］Taipale P, Ammal¨a¨M, Salonen R, Hiilesmaa V. Learning curve in ultrasonographic screening for selected fetal structural anomalies in early pregnancy. Obstet Gynecol 2003; 101: 273–278.

［61］Cedergren M, Selbing A. Detection of fetal structural abnormalities by an 11–14–week ultrasound dating scan in an unselected Swedish population. Acta Obstet Gynecol Scand 2006; 85: 912–915.

［62］Fisher J. First-trimester screening: dealing with the fall-out. Prenat Diagn 2011; 31: 46–49.

［63］Chaoui R, Nicolaides KH. From nuchal translucency to intracranial translucency: towards the early detection of spina bifida. Ultrasound Obstet Gynecol 2010; 35: 133–138.

［64］Sepulveda W, Wong AE, Martinez-Ten P, Perez-Pedregosa J. Retronasal triangle: a sonographic landmark for the screening of cleft palate in the first trimester. Ultrasound Obstet Gynecol 2010; 35: 7–13.

［65］Syngelaki A, Chelemen T, Dagklis T, Allan L, Nicolaides KH. Challenges in the diagnosis of fetal non-chromosomal abnormalities at 11–13 weeks. Prenat Diagn 2011; 31: 90–102.

［66］Bernard J-P, Cuckle HS, Stirnemann JJ, Salomon LJ, Ville Y. Screening for fetal spina bifida by ultrasound examination in the first trimester of pregnancy using fetal biparietal diameter. Am J Obstet Gynecol 2012; 207:306.e1–5.

［67］DeVore GR. First-trimester fetal echocardiography: is the future now? Ultrasound Obstet Gynecol 2002; 20:6–8.

［68］ Yagel S, Cohen SM, Messing B. First and early second trimester fetal heart screening. Curr Opin Obstet Gynecol 2007; 19: 183–190.

［69］ van Zalen–Sprock RM, Vugt JM, van Geijn HP. First–trimester sonography of physiological midgut herniation and early diagnosis of omphalocele. Prenat Diagn 1997; 17: 511–518.

［70］ Bhaduri M, Fong K, Toi A, Tomlinson G, Okun N. Fetal anatomic survey using three–dimensional ultrasound in conjunction with first–trimester nuchal translucency screening. Prenat Diagn 2010; 30: 267–273.

［71］ Nicolaides KH, Azar G, Byrne D, Mansur C, Marks K. Fetal nuchal translucency: ultrasound screening for chromosomal defects in first trimester of pregnancy. BMJ; 1992; 304: 867–869.

［72］ Nicolaides KH, Snijders RJ, Gosden CM, Berry C, Campbell S. Ultrasonographically detectable markers of fetal chromosomal abnormalities. Lancet 1992; 340: 704–707.

［73］ Kagan KO, Wright D, Baker A, Sahota D, Nicolaides KH. Screening for trisomy 21 by maternal age, fetal nuchal translucency thickness, free beta–human chorionic gonadotropin and pregnancy–associated plasma protein–A. Ultrasound Obstet Gynecol 2008; 31: 618–624.

［74］ Kagan KO, Cicero S, Staboulidou I, Wright D, Nicolaides KH. Fetal nasal bone in screening for trisomies 21, 18 and 13 and Turner syndrome at 11–13 weeks of gestation. Ultrasound Obstet Gynecol 2009; 33: 259–264.

［75］ Kagan KO, Valencia C, Livanos P, Wright D, Nicolaides KH. Tricuspid regurgitation in screening for trisomies 21, 18 and 13 and Turner syndrome at 11 + 0to13 + 6 weeks of gestation. Ultrasound Obstet Gynecol 2009; 33: 18–22.

［76］ Maiz N, Valencia C, Kagan KO, Wright D, Nicolaides KH. Ductus venosus Doppler in screening for trisomies 21, 18 and 13 and Turner syndrome at 11–13 weeks of gestation. Ultrasound Obstet Gynecol 2009; 33: 512–517.

［77］ Nicolaides KH. Screening for fetal aneuploidies at 11 to 13 weeks. Prenat Diagn 2011; 31: 7–15.

［78］ Mustaf a SA, Brizot ML, Carvalho MHB, Watanabe L, Kahhale S, Zugaib M. Transvaginal ultrasonography in predicting placenta previa at delivery: a longitudinal study. Ultrasound Obstet Gynecol 2002; 20: 356–359.

［79］ Timor–Tritsch IE, Monteagudo A, Santos R, Tsymbal T, Pineda G, Arslan AA. The diagnosis, treatment, and follow–up of cesarean scar pregnancy. Am J Obstet Gynecol 2012; 207: 44.e1–13.

［80］ Timor–Tritsch IE, Monteagudo A. Unforeseen consequences of the increasing rate of cesarean deliveries: early placenta accreta and cesarean scar pregnancy. A review. Am J Obstet Gynecol 2012; 207: 14–29.

［81］ Stirnemann JJ, Chalouhi GE, Forner S, Saidji Y, Salomon LJ, Bernard J–P, Ville Y. First–trimester uterine scar assessment by transvaginal ultrasound. Am J Obstet Gynecol 2011; 205: 551.e1–6.

［82］ Stirnemann JJ, Mousty E, Chalouhi G, Salomon LJ, Bernard J–P, Ville Y. Screening for placenta accreta at 11–14 weeks of gestation. Am J Obstet Gynecol 2011; 205: 547. e1–6.

［83］ Hadlock FP, Shah YP, Kanon DJ, Lindsey JV. Fetal crown–rump length: reevaluation of relation to menstrual age (5–18 weeks) with high–resolution real–time US. Radiology 1992; 182: 501–505.

［84］ Daya S. Accuracy of gestational age estimation by means of fetal crown–rump length measurement. Am J Obstet Gynecol 1993; 168: 903–908.

［85］ McLennan AC, Schluter PJ. Construction of modern Australian first trimester ultrasound dating and growth charts. JMed Imaging Radiat Oncol 2008; 52: 471–479.

［86］ Hadlock FP, Deter RL, Harrist RB, Park SK. Fetal biparietal diameter: a critical re–evaluation of the relation to menstrual age by means of real–time ultrasound. J Ultrasound Med 1982; 1: 97–104.

［87］ McAuliffe FM, Fong KW, Toi A, Chitayat D, Keating S, Johnson J–A. Ultrasound detection of fetal anomalies in conjunction with first–trimester nuchal translucency screening: a feasibility study. Am J Obstet Gynecol 2005;193: 1260–1265.

［88］ von Kaisenberg CS, Kuhling–von Kaisenberg H, Fritzer E, Schemm S, Meinhold–Heerlein I, Jonat W. Fetal transabdominal anatomy scanning using standard views at 11 to 14 weeks' gestation. Am J Obstet Gynecol 2005; 192: 535–542.

## 附录：常规超声检查报告单（例）

| 测量 | mm | 百分位数（参考范围） |
|---|---|---|
| 头臀径 | | |
| NT （可选） | | |
| 双顶径 | | |
| 头围 | | |
| 腹围 | | |
| 股骨长 | | |

姓名： 　　　　身份号：
出生日期（日/月/年）：
产科医师：
检查日期（日/月/年）：
超声医师/上级医师：
临床情况和指征：
末次月经
检查条件：良好/因何受限：
单胎/多胎：（每个胎儿一张报告单）
绒毛膜性
附件：
显示　　□正常　□异常*
异常：

*异常发现（详细记录）：

超声推算孕周：
　　周　　天

结论：
□检查全面，结果正常
□检查不全面，但结果正常
□结果异常
□建议：□不需要进一步超声检查
　　　　□... 周后复查
　　　　□转诊至...
　　　　□其他：

| | 制作 | 打印 | 储存 |
|---|---|---|---|
| 图像数量 | | | |

| 超声表现及胎儿解剖结构观察：（正=正常；异=异常*；未=未显示）灰色=可选 | 正 | 异* | 未 |
|---|---|---|---|
| **头部** | | | |
| 形状 | | | |
| 颅骨骨化 | | | |
| 大脑镰 | | | |
| 脉络丛 | | | |
| **面部** | | | |
| 眼眶 | | | |
| 轮廓 | | | |
| **颈部** | | | |
| **胸部** | | | |
| 肺部 | | | |
| 横膈 | | | |
| **心脏** | | | |
| 心脏活动 | | | |
| 大小 | | | |
| 心轴 | | | |
| 四腔心切面 | | | |
| **腹部** | | | |
| 胃 | | | |
| 肠 | | | |
| 肾脏 | | | |
| 膀胱 | | | |
| 脐带插入 /腹壁 | | | |
| 脐带血管 | | | |
| **脊柱** | | | |
| **四肢** | | | |
| 右臂（包括手） | | | |
| 右腿（包括脚） | | | |
| 左臂（包括手） | | | |
| 左腿（包括脚） | | | |
| **性别( 可选)男 女** | | | |
| **其他** | | | |

# 附件四

Ultrasound Obstet Gynecol 2006; 27: 107~113

THE INTERNATIONAL SOCIETY OF

**ULTRASOUND**

in Obstetrics & Gynecology

GUIDELINES

## Cardiac screening examination of the fetus: guidelines for performing the 'basic' and 'extended basic' cardiac scan

### 胎儿心脏超声指南(初步筛查与基本检查)

#### A. 序言

先天性心脏病（简称"先心病"）是导致婴儿死亡的原因之一，占存活出生儿的 4%~13%，据1950—1994 年世界卫生组织的统计报道，婴儿死亡者中42%源于心脏畸形。心脏的结构畸形常常在产前超声诊断时被遗漏。先心病的产前诊断，可以改善各类心脏畸形胎儿的妊娠结局。

先心病的产前检出率各国乃至各地区的报道有很大的差异。这些差异的原因可归因于检查者的经验、母体肥胖、探头频率、腹部操作手法、妊娠月龄、羊水量和胎位等。根据随访反馈信息进行继续教育、进行基本的超声心动图入门和基本操作技能训练，是提高筛查效率的重要因素。例如，英国北部地区医务人员经过2年的培训后，胎儿心脏畸形的检出率提高了1倍。

本指南的目的在于妊娠中期尽最大可能发现和检出心脏畸形，并作为低风险孕妇产前常规检查的内容之一，用于识别遗传综合征的高风险胎儿，为产前咨询、产科处置和多学科的会诊提供依据。对于初步筛查与基本检查怀疑有畸形者，应进一步进行胎儿超声心动图学综合评价。

## B. 条件与技术

### 妊龄

胎儿心脏检查最佳时间是妊娠 18~22 周，部分畸形如颈项透明层增厚，则在妊娠的早期与中期交界时期检出。但在有些国家妊娠早期的超声检查未列入医疗保险范围之内，因此可能有更多的畸形未能发现或检出。而妊娠20~22周的完整筛查对结构畸形可获得较为满意的检出率，则无需其他附加检查。妊娠22周之后，如果胎儿体位允许，也有部分解剖畸形经超声检出。

值得注意的是，尽管心脏四腔图是筛查心脏畸形的理想图像，识别心脏四腔图结构比单一心腔图对诊断心脏畸形更有意义，但仍有遗漏先心病的潜在风险，这就可以理解为什么有些特殊类型的畸形到妊娠晚期仍未能发现的原因，例如大动脉转位、主动脉缩窄，这类畸形仅根据心脏的四腔图很难做出诊断。

### 技术因素

探头频率：高频探头对细小的结构有较好的分辨率，但穿透性差。在衡权分辨力与穿透率的舍取时，尽可能使用频率较高的探头。妊娠晚期和孕妇较肥胖腹壁较厚者，应用谐波成像可改善图像质量。

图像参数：二维B超依然是胎儿心脏检查最可靠的基本方法，在图像的对比分辨率基础上，仪器设置重点强调高帧频，即应用单聚焦点、缩小图像宽度来达到提高帧频的目的。

局部放大（Zoom）与电影回放（cine-loop）：应用局部放大，使心脏图像占据整个图像的1/2或者 1/3 以上，并应用电影回放，动态观察心动周期中室间隔缺损和心脏各瓣膜的运动。

## C. 胎儿心脏初步筛查

胎儿心脏的基本筛查取决于心脏四腔图，获取如图1所示的标准的胎儿心脏四腔图则不至于遗漏单腔室畸形。胎儿心脏四腔图显示的内容见表1。正常胎儿心脏面积小于胸腔面积的1/3，部分胎儿心脏外围呈细窄的极低回声，易误诊为心包积液，如果没有其他表现，这种声像图常常是正常变异。经心脏四腔图可观察胎儿的心率与心律，正常胎儿心率为120~160次/min。妊娠中期可观察到一过性的轻度心动过缓。持续性心动过缓，特别是心率低于110次/min时，应评估是否存在传导阻滞。妊娠晚期反复出现心率下降可能是胎儿窘迫所致。偶尔出现的心率增快并非典型的心脏结构畸形的表现，但心率或心律的紊乱提示临床应进行胎儿超声心动图检查。心率轻度增加，略大于160次/min，可见于正常胎动时。但持续性胎儿心动过速则提示胎儿宫内窘迫或其他严重心律失常。

正常胎儿的心脏轴指向左侧45°±20°（图2）（2SD），较容易显示，即便是心脏四腔图不满意，也一定要注意心脏的位置、轴向。胎儿的心脏和胃，不论是同时或分别不在左侧，均视为心脏位置异常。心脏的轴向异常增加了心脏畸形的风险，特别是流出道畸形。心脏的位置与轴向异常可能是染色体畸形表现之一；或是膈疝或胸腔占位性病变引起，如囊腺瘤畸形；或是继发于肺缺如或肺发育不全。

正常胎儿的左心房与右心房的大小基本相等，可显示房间隔中央的卵圆瓣在房间隔的左房侧摆动。肺静脉汇入左房，但肺静脉的显示并非心脏基本筛查的必检内容。房间隔的下缘部分，是持续存在的原发房间隔。调节束是右心室的解剖标志。如果没有室壁增厚，左右心室的内径大小基本一致，少数胎儿左右心室的大小略不对称，属正常变异，而左心发育不良综合征和主动脉缩窄的胎儿，左、右心室大小显著的不对称。仔细观察室间隔心尖至房室瓣环水平，可识别室间隔缺损。当声束方向与室间隔平行时，显示缺损比较困难，因回声的失落可能误诊为室间隔缺损。受仪器分辨率、胎儿大小、胎儿体位的影响，较小的室间隔缺损（1~2mm）诊断尤其困难。

心脏中央显示两组呈各自启闭运动的房室瓣，分别是二尖瓣和三尖瓣，三尖瓣隔瓣紧贴室间隔，比二尖瓣低，靠近心尖。房室瓣的异常提示存在心脏畸形，如房室隔缺损。

**表1 胎儿心脏初步筛查**

| | |
|---|---|
| 概述 | 正常胎儿心脏位置、大小、轴向<br>心脏占胸腔面积的1/3<br>大部分位于左侧胸腔<br>可显示心脏四腔图<br>无心包积液与心脏肥大 |
| 心房 | 正常胎儿左、右心房大小大致相等<br>卵圆瓣在左房侧<br>原发房间隔存在 |
| 心室 | 正常胎儿左、右心室大致相等<br>无室壁肥厚<br>右室近心尖部有调节束<br>室间隔完整 |
| 房室瓣 | 正常两侧房室瓣呈启瓣运动、活动无受限<br>三尖瓣在室间隔的位置上比二尖瓣更靠近心尖部 |

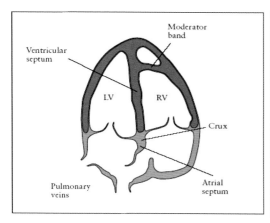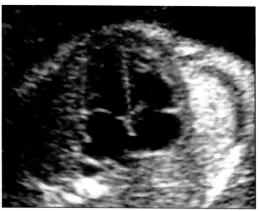

**图1 胎儿心脏四腔图**

此图的关键内容是评价房间隔，室间隔的完整性、左心与右心腔的大小是否均均称、右室内有调节束。两侧房室瓣与房室隔形成"十字交叉"样回声。获准引自：Lee W. American Institute of Ultrasound in Medicine.Performance of the basic fetal cardiac ultrasound examination.*J*

Ultrasound Med 1998; 17: 601–607.

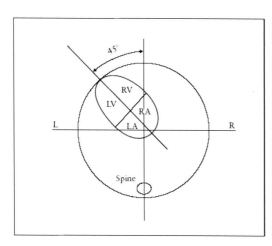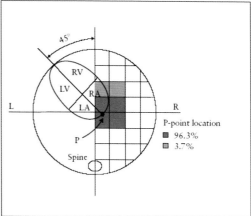

**图2 胎儿心脏的轴向与位置**

经胎儿心脏四腔图可测得心脏的轴，由房室隔的延长线与心脏的后缘交叉得P点，则可确定心脏的位置。获准引自：Comstock CH.Normal fetal heart axis and position. Obstet Gynecol 1987; 70: 255–259.

## D. 胎儿心脏基本检查

如果仪器和人员技术条件允许，应将心脏流出道检查，作为胎儿心脏基本检查的一部分。与单独经心脏四腔图筛查相比，显示心室流出道对心脏畸形有更高的检出率。在心脏初步筛查的基础上进行流出道扫查，有助于识别圆锥动脉干畸形，如法乐氏四联症、永存动脉干等。基本检查至少要进行大血管评价，正常的大血管从各自心室发出后，相互呈交叉的位置关系，如失去这种正常位置关系则一定要进行胎儿超声心动图检查。

### 技术要点

在心脏四腔图的基础上，声束的切面以室间隔为中心，将声束逐渐指向胎儿的头端，则可显示流出道图（图3）。显示流出道的另一个方法是，当声束垂直于室间隔时，在四腔图的基础上，旋转探头，逐渐显示出左室流出道（左心长轴图）；显示出左室流出道后，探头向头端摆动，显示出与主动脉呈垂直关系的右室流出道、主肺动脉。也有作者应用"三血管图"评价肺动脉、主动脉和上腔静脉的大小比例和位置关系。也有作者应用上述切面图评价胎儿大血管与气管的关系。

### 左室流出道

左室流出道图可显示大血管起自左心室，并显示主动脉根部与室间隔的连续关系，显示主动脉瓣的启闭运动、有无瓣膜增厚。如左室流出道连接的是主动脉，则可显示主动脉弓以及主动脉弓的3个分支指向胎儿的颈部。主动脉及其分支的检查不是胎儿心脏基本检查的常规内容。左室流出道图可显示室间隔缺损、圆锥动脉干畸形，这些是初步筛查时仅在心脏四腔图上所无法诊断的内容。

### 右室流出道

右室流出道图可显示大血管起自解剖右室（右室内有调节束）。肺动脉起自右室，并向升主动脉的左侧延伸，胎儿期肺动脉内径比主动脉略宽，在主动脉根部的上方与升主动脉呈70°夹角。肺动脉瓣呈启闭运动，无瓣膜增厚。如肺动脉远端呈左右分叉，则可证明是肺动脉。肺动脉的左侧分支与动脉导管相通，连于降主动脉，右侧分支为右肺动脉。

总结18000例存活胎儿的超声检查经验，认为胎儿心脏初步筛查常规时间平均为30min，如果技术条件允许，则进行基本心脏检查（即包括心脏流出道）。在心脏四腔图的基础上，针对心脏流出道图像的获取，约93%可获得满意的声像图，其余7%则显示不清或不满意，其比率分别为左室流出道4.2%、右室流出道1.6%、双侧流出道1.3%。

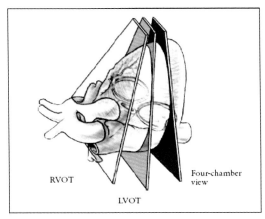 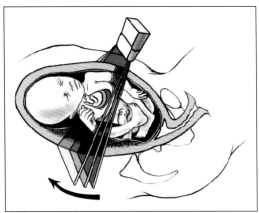

**图3 胎儿心脏扫查手法**

在胎儿胸腔的横切图上，经心脏的轴向扫果获得心脏四腔图，将声束的切面抬向胎儿的头端，逐渐获左心脏的左室流出道（LVOT）和右室流出道（RVOT）获准引自：Lee W. American Institute of Ultrasound inMedicine.Performance of the basic fetal cardiac ultrasound examination.*J*

Ultrasound Med 1998; 17: 601–607.

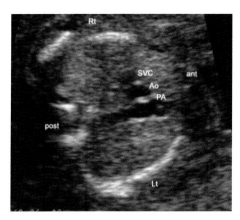

**图4 胎儿心脏的三血管图**

此图显示了上纵隔内肺动脉（PA）、主动脉（Ao）、上腔静脉（SVC）之间的关系，三根血管并排，肺动脉内径最宽、靠前，上腔静脉最细、靠后。获准引自：Dr J. S. Carvalho.

## E. 胎儿超声心动图

针对低风险人群进行筛查，如怀疑存在心脏病可能，也应进行胎儿超声心动图检查。遗憾的是，对非高风险人群和心脏以外畸形的胎儿产前诊断发现，心脏畸形的比率也较高，对这类胎儿的检查程序不在本指南中具体说明，但必须知道为什么这类妊娠者需要进行胎儿超声心动图综合性评价（表2）。例如，在妊娠11~14周颈项透明层厚度增加超过3.5mm时，即便是在随后的胎儿监测均为正常范围，对这类胎儿也应进行详细的超声心动图检查。

胎儿超声心动图由专门的心脏超声医生完成，并熟悉产前胎儿心脏病诊断学。以胎儿心脏的初步筛查为起点，详细评价胎儿心脏的结构和功能，包括心脏的位置、体静脉和肺静脉与心腔的连接、卵圆（孔）瓣、心房与心室的连接、大血管的位置关系等以及主动脉和动脉导管的长轴图。

除上述二维声像图以外，其他超声技术也是胎儿超声心动图的内容之一。包括应用多普勒超声测量血流速度，检测瓣膜及心腔内的异常血流信号；M型超声心动图则用于显示和测量心律失常、心室功能不全和室壁增厚。

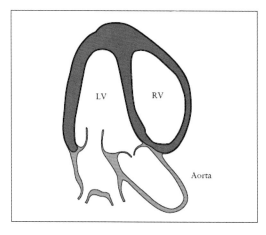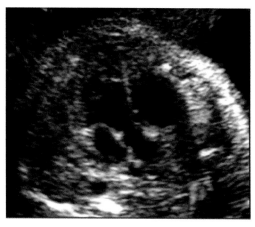

### 图5 左室流出道

此图显示大血管发自解剖左室，主动脉瓣呈启闭运动，无瓣膜增厚。获准引自：Lee W. American Institute of Ultrasound in Medicine.Performance of the basic fetal cardiac ultrasound examination.*J*

Ultrasound Med 1998；17：601~607.

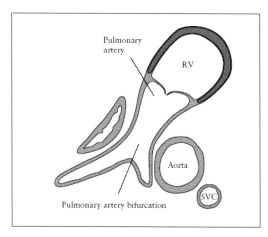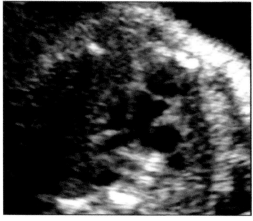

### 图6 右室流出道图

图示大血管发自解剖右室，但在这个切面图上并非一定能显示其分叉。右室流出道与主动脉根部呈70°夹角。偶尔在右后方显示长腔静脉（SVC）。获准引自：Lee W. American Institute of Ultrasound in Medicine.Performance of the basic fetal cardiac ultrasound examination.*J*

Ultrasound Med 1998；17：601~607.

## 胎儿超声心动图常见适应证

**母体适应证**

| | |
|---|---|
| 家族史 | 与先证者一级亲缘关系 |
| 母体原有代谢病 | 糖尿病 |
| | 苯丙酸血症 |
| 母性感染 | 细小病毒 B19 |
| | 风疹 |
| | 柯萨奇病毒 |
| 心脏致畸因子 | 类视黄醇 |
| | 苯妥因 |
| | 卡马西平 |
| | 碳酸锂 |
| | 丙戊酸 |
| 母体抗体 | Anti-Ro (SSA) |
| | Anti-La (SSB) |

胎儿适应证

可疑心脏异常

胎儿染色体畸形

较大的心脏外畸形

| | |
|---|---|
| 颈项透明层异常 | 妊娠 14 周之前，≥3.5 mm |
| 胎儿心率或心律紊乱 | 持续性心动过缓 |
| | 持续性心动过缓 |
| | 持续性心律不齐 |

# F． 参考文献

［1］ Ferencz C，Rubin JD，McCarter RJ，Brenner JI，Neill CA，Perry LW，Hepner SI，Downing JW. Congenital heart disease：prevalence at livebirth. The Baltimore-Washington infant study. Am J Epidemiol 1985；121: 31-36.

［2］ Meberg A，Otterstad JE，Froland G，Lindberg H，Sorland SJ.Outcome of congenital heart defects-a population-based study. Acta Paediatr 2000；89:1344-1351.

［3］ Cuneo BF，Curran LF，Davis N，Elrad H. Trends in prenatal diagnosis of critical cardiac defects in an integrated obstetric and pediatric cardiac imaging center. J Perinatol 2004；24:674-678.

［4］ Rosano A，Botto LD，Botting B，Mastroiacovo P. Infant mortality and congenital anomalies from 1950 to 1994: an international perspective. J Epidemiol Community Health 2000；54:660-666.

［5］ Crane JP，LeFevre ML，Winborn RC，Evans JK，Ewigman BG，Bain RP，Frigoletto FD，McNellis D. A randomized trial of prenatal ultrasonographic screening：impact on the detection，management，and outcome of anomalous fetuses. The RADIUS Study Group. Am J Obstet Gynecol 1994；171: 392-399.

［6］ Abu-Harb M，Hey E，Wren C. Death in infancy from unrecognized congenital heart disease. Arch Dis Child 1994；71:3-7.

［7］ Bonnet D，Coltri A，Butera G，Fermont L，Le Bidois J，Kachaner J，Sidi D. Detection of transposition of the great arteries in fetuses reduces neonatal morbidity and mortality. Circulation 1999；99: 916-918.

［8］ Tworetzky W，McElhinney DB，Reddy VM，Brook MM，Hanley FL，Silverman NH. Improved surgical outcome after fetal diagnosis of hypoplastic left heart syndrome. Circulation 2001；103: 1269-1273.

［9］ Andrews R，Tulloh R，Sharland G，Simpson J，Rollings S，Baker E，Qureshi

S，Rosenthal E，Austin C，Anderson D. Outcome of staged reconstructive surgery for hypoplastic left heart syndrome following antenatal diagnosis. Arch Dis Child 2001；85: 474–477. Erratum in Arch Dis Child 2002；86: 313.

［10］Franklin O，Burch M，Manning N，Sleeman K，Gould S，Archer N. Prenatal diagnosis of coarctation of the aortaimproves survival and reduces morbidity. Heart 2002；87:67–69.

［11］Tworetzky W，Wilkins–Haug L，Jennings RW，van der Velde ME，Marshall AC，Marx GR，Colan SD，Benson CB，Lock JE，Perry SB. Balloon dilation of severe aortic stenosis in the fetus：potential for prevention of hypoplastic left heart syndrome：candidate selection，technique，and results of successful intervention. Circulation 2004；110：2125–2131.

［12］Simpson LL. Screening for congenital heart disease. Obstet Gynecol Clin North Am 2004；31: 51–59.

［13］DeVore G，Medearis AL，Bear MB，Horenstein J，Platt LD. Fetal echocardiography：factors that influence imaging ofthe fetal heart during the second trimester of pregnancy. J Ultrasound Med 1993；12: 659–663.

［14］Sharland GK，Allan LD. Screening for congenital heart disease prenatally. Results of a 2 1/2–year study in the South East Thames Region. Br J Obstet Gynaecol 1992；99：220–225.

［15］Carvalho JS，Mavrides E，Shinebourne EA，Campbell S，Thilaganathan B. Improving the effectiveness of routine prenatal screening for major congenital heart defects. Heart 2002；88:387–391.

［16］Hunter S，Heads A，Wyllie J，Robson S. Prenatal diagnosis of congenital heart disease in the northern region of England：benefits of a training programme for obstetric ultrasonographers. Heart 2000；84: 294–298.

［17］Lee W. American Institute of Ultrasound in Medicine. Performance of the basic fetal cardiac ultrasound examination. J Ultrasound Med 1998；17: 601–607. Erratum in

J Ultrasound Med 1998；17: 796.

［18］American Institute of Ultrasound in Medicine. Guidelines for the performance of the antepartum obstetrical ultrasound examination. J Ultrasound Med 2003；22：1116-1125.

［19］American College of Radiology. ACR practice guideline for the performance of antepartum obstetrical ultrasound. In Practice Guidelines & Technical Standards. ACR: Reston, VA，2004；689-695.

［20］American College of Obstetricians and Gynecologists. ACOG Practice Bulletin. Ultrasonography in pregnancy. Obstet Gynecol 2004；104: 1449-1458.

［21］Achiron R，Rotstein Z，Lipitz S，Mashiach S，Hegesh J.Firsttrimester diagnosis of fetal congenital heart disease bytransvaginal ultrasonography. Obstet Gynecol 1994;84:69-72.

22. Yagel S, Weissman A, Rotstein Z, Manor M, Hegesh J,Anteby E, Lipitz S, Achiron R. Congenital heart defects:natural course and in utero development. Circulation1997;96: 550-555.

23. Rustico MA, Benettoni A, D'Ottavio G, Fischer-Tamaro L,Conoscenti GC, Meir Y, Natale R, Bussani R,Mandruzzato GP. Early screening for fetal cardiac anomalies by transvaginal echocardiography in an unselected population: the role of operator experience. Ultrasound Obstet Gynecol 2000;16: 614-619.

24. Carvalho JS. Fetal heart scanning in the first trimester. Prenat Diagn 2004; 24: 1060-1067.25. Carvalho JS,Moscoso G, Tekay A, Campbell S, Thilganathan B, Shinebourne EA. Clinical impact of first and early second trimester fetal echocardiography on high risk pregnancies.Heart2004; 90: 921-926.

26. Huggon IC, Ghi T, Cook AC, Zosmer N, Allan LD,Nicolaides KH. Fetal cardiac abnormalities identified prior to14 weeks' gestation. Ultrasound Obstet Gynecol

2002;20:22-29.

27. Schwarzler P, Senat MV, Holden D, Bernard JP, Masroor T,Ville Y. Feasibility of the second-trimester fetal ultrasound examination in an unselected population at 18,

20 or 22 weeks of pregnancy: a randomized trial. Ultrasound Obstet Gynecol1999; 14: 92-97.

28. Tegnander E, Eik-Nes SH, Johansen OJ, Linker DT. Prenatal detection of heart defects at the routine fetal examination at 18 weeks in a non-selected population. Utrasound Obstet Gynecol 1995; 5: 372-380.

29. Chaoui R. The four-chamber view: four reasons why it seems to fail in screening for cardiac abnormalities and suggestions to improve detection rate. Ultrasound Obstet Gynecol 2003; 22:3-10.

30. Tegnander E, Eik-Nes SH, Linker DT. Incorporating the fourchamber view of the fetal heart into the second-trimester routine fetal examination. Ultrasound Obstet Gynecol 1994;4: 24-28.

31. Paladini D, Vassallo M, Tartaglione A, Lapadula C, Martinelli P. The role of tissue harmonic imaging in fetal echocardiography. Ultrasound Obstet Gynecol 2004; 23:159-164.

32. Allan LD, Crawford DC, Chita SK, Tynan MJ. Prenatal screening for congenital heart disease. Br Med J 1986; 292:1717-1719.

33. Copel JA, Pilu G, Green J, Hobbins JC, Kleinman CS. Fetal echocardiographic screening for congenital heart disease: the importance of the four-chamber view. Am J Obstet Gynecol 1987; 157: 648-655.

34. Di Salvo DN, Brown DL, Doubilet PM, Benson CB, Frates MC.Clinical significance of isolated fetal pericardial effusion. JUltrasound Med 1994; 13: 291-293.

35. Yoo SJ, Min JY, Lee YH. Normal pericardial fluid in the fetus: color and spectral Doppler analysis. Ultrasound Obstet Gynecol 2001; 18: 248-252.

36. Copel JA, Liang RI, Demasio K, Ozeren S, Kleinman CS. The clinical significance of the irregular fetal heart rhythm. Am J Obstet Gynecol 2000; 182: 813-817.

37. Comstock CH. Normal fetal heart axis and position. Obstet Gynecol 1987; 70: 255-259.

38. Smith RS, Comstock CH, Kirk JS, Lee W.Ultrasonographic left cardiac axis deviation: a marker for fetal anomalies. Obstet Gynecol 1995; 85: 187-191.

39. Sharland GK, Chan KY, Allan LD. Coarctation of the aorta: difficulties in prenatal diagnosis. Br Heart J 1994; 71:70-75.

40. Kirk JS, Comstock CH, Lee W, Smith RS, Riggs TW,Weinhouse E. Fetal cardiac asymmetry: a marker for congenital heart disease. Obstet Gynecol 1999; 93:189-192.

41. Bromley B, Estroff JA, Sanders SP, Parad R, Roberts D,Frigoletto FD Jr, Benacerraf BR. Fetal echocardiography: accuracy and limitations in a population at high and low risk for heart defects. Am J Obstet Gynecol 1992; 166:1473-1481.

42. Yoo S-J, Lee Y-H, Kim ES, Ryu HM, Kim MY, Choi HK,Cho KS, Kim A. Three-vessel view of the fetal upper mediastinum: an easy means of detecting abnormalities of the ventricular outflow tracts and great arteries during obstetric screening. Ultrasound Obstet Gynecol 1997; 9:173-182.

43. Yoo S-J, Lee Y-H, Cho KS. Abnormal three-vessel view on sonography: a clue to the diagnosis of congenital heart disease in the fetus. AJR Am J Roentgenol 1999; 172:825-830.

44. Kirk JS, Riggs TW, Comstock CH, Lee W, Yang SS,Weinhouse E. Prenatal screening for cardiac anomalies:the value of routine addition of the aortic root to the four-chamber

view. Obstet Gynecol 1994; 84: 427–431.

45. DeVore G. The aortic and pulmonary outflow tract screening examination in the human fetus. J Ultrasound Med 1992; 11:345–348.

46. Vinals F, Heredia F, Giuliano A. The role of the three vessels and trachea view (3VT) in the diagnosis of congenital heart defects. Ultrasound Obstet Gynecol 2003;22: 358–367.

47. Yagel S, Arbel R, Anteby EY, Raveh D, Achiron R. The three vessels and trachea view (3VT) in fetal cardiac scanning. Ultrasound Obstet Gynecol 2002; 20: 340–345.

48. Vettraino IM, Lee W, Bronsteen RA, Comstock CH.Sonographic evaluation of the ventricular cardiac outflow tracts. Letter to the Editor. J Ultrasound Med 2005; 24: 566.

49. Stumpflen I, Stumpflen A, Wimmer M, Bernaschek G.Effect of detailed fetal echocardiography as part of routine prenatal ultrasonographic screening on detection of congenital heart disease. Lancet 1996; 348: 854–857.

50. Small M, Copel JA. Indications for fetal echocardiography.Pediatr Cardiol 2004; 25: 210–222.

51. Hyett J, Moscoso G, Papapanagiotou G, Perdu M,Nicolaides KH. Abnormalities of the heart and great arteries in chromosomally normal fetuses with increased nuchal translucency thickness at 11–13 weeks of gestation.Ultrasound Obstet Gynecol 1996; 7: 245-250.

52. Hyett JA, Perdu M, Sharland GK, Snijders RS, Nicolaides KH. Increased nuchal translucency at 10–14 weeks of gestation as a marker for major cardiac defects.Ultrasound Obstet Gynecol 1997; 10: 242–246.

53. Mavrides E, Cobian-Sanchez F, Tekay A, Moscoso G,Campbell S, Thilaganathan B, Carvalho JS. Limitations of using firsttrimester nuchal translucency measurement in routine screening for major congenital heart defects.Ultrasound Obstet Gynecol 2001; 17: 106–110.

54. Ghi T, Huggon IC, Zosmer N, Nicolaides KH. Incidence of major structural cardiac defects associated with increased nuchal translucency but normal karyotype. Ultrasound Obstet Gynecol 2001; 18: 610–614.

These guidelines were developed under the auspices of the ISUOG Education Committee. Chair:Professor Sturla Eik-Nes, National Center for Fetal Medicine, Trondheim, Norway.

（深圳市儿童医院 夏焙 译）

# 附件五

*Ultrasound Obstet Gynecol* 2007; 29: 109–116
Published online in Wiley InterScience (www.interscience.wiley.com). DOI: 10.1002/uog.3909

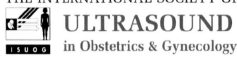

GUIDELINES

# Sonographic examination of the fetal central nervous system: guidelines for performing the 'basic examination' and the 'fetal neurosonogram'

## 胎儿中枢神经系统超声检查
### "初级筛查"和"胎儿神经超声学"指南

郑菊 译 谢红宁 审校

## 1 简介

　　胎儿中枢神经系统畸形是最常见的先天畸形之一，神经管缺陷是其中最常见的类型，每1000例出生病例中1~2例。神经管完整的颅内病变的发生率难以得知，其原因是在大多数病例中，病变在出生以后的生长过程中才逐渐表现出来。长期追踪随访研究显示，中枢神经系统异常的发生率高达1%。

　　超声检查作为诊断先天性中枢神经系统畸形的主要手段有近30年历史。本指南归纳总结评价胎儿神经系统发育的最适宜方法，即本文中所指的"初级筛查"。进一步则可以进行详细的胎儿中枢神经系统检查，即"胎儿神经超声学"，但需要有经验的专家和精细的超声仪器，有时还需三维超声的辅助，中枢神经系统异常高风险病例是选择此项检查的适应证。

　　近年来，胎儿MRI检查被作为一种新的产前检查方法，尽管其是否优于超声检查还有待进一步讨论，但其在20~22周应用于一些选择性病例可以增加部分重要诊断信息。

## 2 总论

### 2.1 检查孕周

在整个孕期，胎儿大脑和脊柱的形态都会发生生理性改变。为了避免诊断错误，熟悉妊娠不同阶段正常中枢神经系统结构特征是非常重要的。诊断神经系统异常主要集中在中孕阶段。初级筛查在妊娠20周左右进行。

有些畸形可以在早孕期及中孕早期检测出来，虽然这些畸形只占很少一部分，但通常都非常严重，需要特别注意。显然早期检查需要特殊技巧，然而重视早期胎儿头颅和大脑的检查具有很大的临床意义。在妊娠14~16周进行胎儿神经系统检查的优势是此时胎头颅骨薄，可以从各个角度全面观察颅内结构。

通常在中孕及晚孕期进行胎儿中枢神经系统检查可获得较满意的效果，而妊娠末期胎儿颅骨的钙化常常影响图像质量。

### 2.2 技术因素

#### 2.2.1 超声探头

高频超声探头可增加空间分辨力，但同时也降低了超声束的穿透力。需要根据胎位、孕妇体型及检查目地等因素选择合适的探头和工作频率。多数情况下选用频率为3~5MHz经腹探头可以达到初级筛查的要求。胎儿神经超声学检查通常需要经阴道检查，常选用的探头频率范围为 5~10MHz。三维超声对胎儿大脑和脊柱检查也有很大帮助。

#### 2.2.2 图象参数

大多数检查采用灰阶二维超声，谐波成像可以提高细微解剖结构的分辨力，特别适用于一些常规扫查图像不满意的病例。在神经超声学检查中，彩色和频谱多普勒超声大多用于分辨颅内血管。颅内动脉血流速度一般在20~40cm/s，适时调整脉冲重复频率和余辉（signal persistence）有助于提高微小血管的显示率。

## 3 初步筛查（Basic Examination）

### 3.1 定性检查

对于低危人群孕妇，早孕后期和中晚孕期初级筛查均可选用经腹超声检查。

检查内容应包括头颅和脊柱。

检查平面为经侧脑室和经小脑的两个头部横切面，能够观察到颅内完整的结构。经丘脑平面主要是用于测量（见图1）。在常规检查中应观察的颅内结构包括双侧侧脑室、小脑和后颅窝池、透明隔腔。在这些平面还应观察头颅形状及脑实质结构。

表1 胎儿中枢神经系统初级筛查需观察的结构

| |
| --- |
| 头颅形状 |
| 双侧侧脑室 |
| 透明隔腔 |
| 丘脑 |
| 小脑 |
| 后颅窝池 |
| 脊柱 |

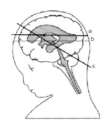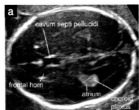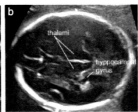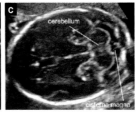

**图1 胎头横切面**

（a）侧脑室横切面；（b）丘脑横切面；（c）小脑平面。

### 3.1.1 侧脑室平面

显示侧脑室前、后角，侧脑室前部分（前角和枕角）呈逗号状的液性暗区，边界清晰，中间有透明隔腔（CSP）相隔。透明隔腔是在两层细薄膜间充满液体的腔隙，在妊娠末期及新生儿期，两层薄膜融合形成透明隔。透明隔腔在16周左右出现，近足月时消失。在18~37周（BPD为 44~88mm）经腹超声检查均可显示。在16周之前及37周后未能显示透明隔腔属于正常表现。透明隔腔对于诊断脑部畸形的价值仍有争议。但它很容易识别，而且在许多颅内病变如全前脑、胼胝体发育不良、严重脑积水及眼相关畸形等，透明隔腔均会发生明显改变。

从16周起，侧脑室形成后角与体部，向下形成枕角。侧脑室体部有高回声脉络膜丛，枕角为液性无回声。在中孕期，侧脑室的内外侧壁均与脑中线平行，表现为高回声线。正常情况下，脉络膜丛充满整个侧脑室体部，与内外壁相接，脉络膜与内侧壁间有时出现一些液体属于正常表现。

在标准的侧脑室平面，远离探头的一侧颅内结构可以清楚显示，而靠近探头的一侧则因为超声伪像常常显示不清。然而，大多数严重的脑部病变均为双侧性，或者出现明显的脑中线结构偏离或扭曲，因此建议在初级筛查中还应判断大脑的对称性。

### 3.1.2 小脑平面

在侧脑室平面稍向下移动探头，同时稍向后倾斜则可获得小脑切面。在小脑切面可以看见侧脑室前角、透明隔腔、丘脑、小脑及后颅窝池。小脑成蝴蝶形，由2个圆形的小脑半球通过中间稍高回声的小脑蚓部相连。后颅窝池，或称小脑延髓池位于小脑后方，充满液体，内有一些细薄隔膜，注意不要误认为血管或囊性病变。在孕中期以后，后颅窝池的宽度较恒定，2~10mm。在孕早期，小脑蚓部没有完全占据第四脑室，会出现小脑蚓部缺失的假象，在20周以前通常是正常的表现，此后出现则应注意排除有无小脑发育异常。

### 3.1.3 丘脑切面

头颅横切面的第三个切面是丘脑切面，即双顶径测量切面，也常用于观察颅内结构。解剖学标志从前向后包括侧脑室前角、透明隔腔、丘脑和海马回。尽管此切面并不比上述2个切面提供更多的解剖结构信息，但它是胎头生物学测量切面。通常认为，与侧脑室平面相比，丘脑切面更容易扫查到，尤其在妊娠晚期，在此切面上的测量值可重复性也更高。

### 3.1.4 脊柱

胎儿脊柱的详尽检查需要专业人员仔细检查，检查结果依赖于胎儿体位。因此对脊柱的每一椎体进行全面检查不是胎儿神经系统初级筛查的内容。最常见的脊柱异常是开放性脊柱裂，通常合并有颅内结构异常。然而通过容易获取的脊柱长轴切面扫查，至少在一些病例中还可以发现其他脊柱异常，如锥体发育异常或骶骨发育不良。正常情况下，从14周起，脊柱的长轴切面可以显示椎骨的3个骨化中心（1个位于椎体，2个分别位于椎体两侧椎弓）围绕中部的神经管，依扫查方向不同表现为两条或三条平行线。另外，通过纵切或横切面还应扫查皮肤的完整性。

### 3.2 定量评估

在胎儿头部超声检查中，超声测量也是其中很重要的部分，包括孕中晚期标准的检查常常要求测量双顶径（BPD）、头围（HC）、脑室内径，甚至小脑和后颅窝池宽度。

BPD 和 HC 通常用来估计孕周、胎儿生长发育，对于判断脑部异常也有一定作用。通常在侧脑室平面或丘脑平面测量，可有不同的测量方法。通常测量颅骨外侧缘间距（外—外测量），但是一些正常参数来自颅骨内缘到外缘（内—外测量）的测量方法，可以消除颅骨远场产生的伪像，避免误差。两种测量方法结果可能相差几毫米，对早期妊娠影响较大。因此在应用参考标准值时了解其测量方法十分重要。

可以使用椭圆形测量工具直接测量头围，也可以通过双顶径（BPD）和枕额径（OFD）测量计算头围（HC）：$HC = 1.62 \times (BPD + OFD)$。BPD与OFD比值为75%~85%。然而胎头变形在早期很常见，大多数臀位胎儿呈长头形。

建议对侧脑室宽度进行测量，因为这是评价整个脑室系统最有效的方法。测量时在侧脑室体部显示脉络膜丛水平，垂直侧脑室腔水平，游标置于侧脑室壁内侧测量，见图2。正常情况下此测量值在中孕和晚孕早期较恒定，平均6~8mm，小于10mm都视为正常。测量值多数用毫米为单位，测量精确度在小数点后1位数，宽径达到或超过10.0mm就应该引起注意。

在14~21周，小脑横径每周增加1mm，和BPD、HC一样可以有效地判断胎儿生长发育。在小脑蚓部与枕骨内缘间测量后颅窝池宽度，正常为2~10mm，长头形时可能会稍超过10mm。

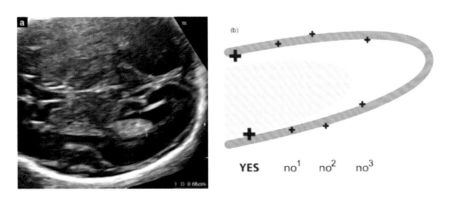

**图2 侧脑室测量示意图**

（a）在脉络膜丛水平，测量游标置于侧脑室内侧缘；

（b）正确的测量位置为垂直侧脑室最大宽度（YES），no 1、no 2、no 3均不正确。

### 4 胎儿神经超声学检查（Fetal Neurosonogram）

普遍认为胎儿神经系统专项检查（神经超声学检查）比常规的经腹检查（初级筛查）具有更大的诊断价值，特别有助于诊断复杂畸形。但此项检查需要专门的技术，检查方法难以普及。神经系统专项检查在高危人群和初级筛查发现可疑异常病例中应用将有很大的帮助。

胎儿神经超声学检查的基础是使用多平面检查方法，通过探头声束穿过颅缝或囟门而获得。当胎儿为头位时，可使用经腹或经阴道检查方法，当胎儿为臀位时，可采用经宫底扫查方法，使探头声束方向与腹壁平行，而非垂直。经阴道扫查探头较腹部探头频率高，分辨力强，能够更清晰地显示颅内结构，因此部分臀位胎儿可考虑行外倒转术后再行经阴道超声检查。

脊柱的检查也是神经超声学检查的一部分，应采用横切面、冠状面和矢状面观察。

神经超声学检查的测量要求包括初级筛查的内容：BPD、HC 和侧脑室宽径。而一些特殊的测量则根据孕周及临床需要而有所不同。

4.1 胎儿颅内结构

无论经腹还是经阴道扫查，通常需要轻推胎儿以获取满意的切面。检查时根据胎儿体位调整探头扫查平面。胎儿头颅的系统检查通常应包括4个冠状切面和3个矢状切面，应在报告中描述中晚孕期可观察到的各结构。除了解剖结构外，神经超声学检查还应评价脑回随孕周变化的特征。

4.1.1 冠状切面（图3）

（1）经前囟切面（第二前囟切面）：通过前囟的冠状切面，显示两侧大脑半球中央线及中央连接处、双侧侧脑室前角。此平面显示的胼胝体的嘴部和膝部，使两侧大脑半球呈中部相连接的声像。此平面还可观察到蝶骨和眼眶。

（2）经尾状核切面（第一冠状切面）：经尾状核水平扫查，此平面显示胼胝体膝部和体部将两侧大脑半球分开，胼胝体膝部比体部回声高。透明隔腔为胼胝体下方一无回声的三角形结构。在两侧可显示双侧侧脑室被大脑实质围绕声像。

（3）经丘脑切面（第二冠状切面）：可见两侧靠近的丘脑，有时可见第三脑室及侧脑室中央孔，稍斜扫可显示第三冠状切面，显示双侧侧脑室体部及其内的脉络膜丛。在颅底的中线部位可见 Willis 环的血管及视交叉。

（4）经小脑切面（第一、第二枕部切面）：此切面通过后囟，可见侧脑室后角和双侧大脑连接以及两侧小脑半球、小脑蚓部。

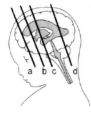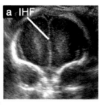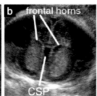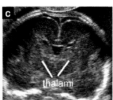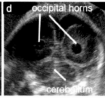

**图3 胎儿头颅冠状切面**

（a）经前囟切面；（b）经尾状核切面；（c）经丘脑切面；
（d）经小脑切面。CSP：透明隔腔；IHF：大脑半球间连接处。

### 4.1.2 矢状切面（图4）

包括3个矢状切面：正中矢状切面和旁正中矢状切面。

（1）正中矢状切面：可以显示胼胝体及其各部分结构、透明隔腔、脑干、脑桥、小脑蚓和后颅窝池，有时可见第六脑室和前髓帆间隙。使用彩色多普勒超声检查，可以显示大脑前动脉、胼周动脉及其分支以及盖伦静脉（Vein of Galen）。

（2）旁正中矢状切面（第一斜矢状切面）：显示整个侧脑室、脉络膜丛及侧脑室周围的脑实质。

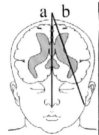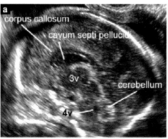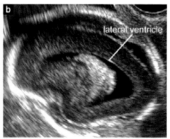

**图4 胎儿头颅矢状切面**

（a）正中矢状切面；（b）旁正中矢状切面。3v：第三脑室；4v：第四脑室。

4.2 胎儿脊柱

3个平面均可用来评估脊柱的完整性，一般情况下受胎位的限制，常常只能显示出两个平面。

（1）横切面：探头沿着脊柱的长轴方向逐个椎骨横切扫查（图5）。在不同的节段，椎骨的解剖形态不同。胸椎和腰椎呈三角形，骨化中心环绕神经管；骶椎呈偏平三角形。

（2）矢状切面：显示由椎体和椎弓的骨化中心形成的2条串珠样平行线，最后在骶椎处汇合。当胎儿是枕前位时，可以得到正矢状切面，穿过没有骨化的棘突间隙，可以看见椎管和里面的脊髓（图6）。妊娠中晚期，在2、3腰椎处可见脊髓圆锥。

（3）冠状切面：可以显示2条或3条平行线，取决于超声扫查的方向（图7）。

通过骨化中心的规则排列和脊柱上覆盖的皮肤组织来推断神经管的完整性。如果在正中矢状切面上看到脊髓圆锥在正常位置，则可确定为正常。

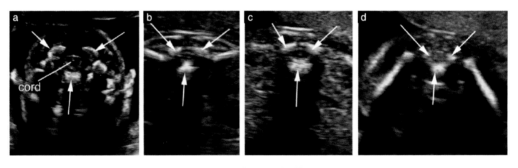

**图5 胎儿各段脊柱横切面**

（a）颈椎；　（b）胸椎；　（c）腰椎；　（d）尾椎。

箭头所指为椎骨骨化中心，局部皮肤回声完整，脊髓呈低回声，中央高回声点。

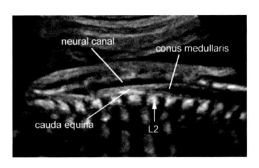

**图6 中孕期脊柱矢状切面**

经无骨化的棘突间隙显示神经管内的结构。在第二腰椎水平（L2）可见脊髓圆锥。

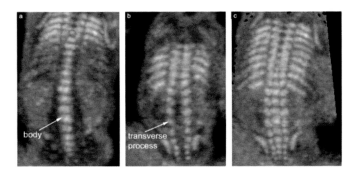

**图7 胎儿脊柱的冠状切面**

从不同角度和水平显示的三维图像。

（a）经脊椎骨的椎体切面；（b）经椎弓的切面；（c）包括三个骨化中心的脊柱三维立体成像。

### 5 胎儿神经系统超声检查的效果评价

在低危中孕期人群胎儿中，如可获得满意的侧脑室及小脑切面，头部生长径（尤其是头围）在正常范围，侧脑室宽度小于 10.0mm，后颅窝迟宽度在 2~10mm，基本可以排除脑的畸形，中枢神经系统异常风险极低，一般不必进一步检查。

复习现有的关于产前超声预测神经系统畸形敏感性的研究内容大大超过本指南的范围。一些对低危人群的胎儿神经系统初步筛查的研究报道其敏感性达 80% 以上，这可能高估了其诊断能力。因为这些研究都只是短期追踪，只包括开放性脊柱裂，且其还可能得益于母血 AFP 筛查作为辅助。已经证实许多因素影响使产前超声诊断有一定局限性。例如在妊娠早期，即便是很严重的畸形也只有很轻微的表现；大脑在孕晚期甚至在新生儿期仍在不断发育，因此超声检查对神经系统增生相关的异常（如小头畸形、肿瘤及大脑实质的异常)诊断能力十分有限。另外，有些脑部病变不是由于胚胎发育异常所致，而是继发于产前或产时的损伤。即使是很有经验的专家，对一些神经系统异常都难以甚至不能够给予宫内诊断，此部分异常的发生率也同样不可能得到准确判断。

# 附件六

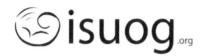

GUIDELINES

## 国际妇产科超声学会双胎妊娠超声检查指南

翻译：杨芳 廖淑欣

南方医科大学南方医院妇产科产前诊断中心

Fang Yang, Shu--Xin Liao

Prenatal Diagnosis Center, Dept of Obstetrics and Gynecology, Nanfang

Hospital, Guangzhou, China

【临床标准委员会】

国际妇产科超声学会（ISUOG）是以推进安全的临床实践、提供高质量的医学教学、推动与妇女健康相关的影像学诊断研究为宗旨的科学组织。ISUOG临床标准委员会（CSC）的工作范畴包括制订实践指南、发布共识声明，为医疗工作者提供基于专家共识的影像学诊断方法。这些指南和共识是ISUOG在其发表时确认的最优方案。虽然ISUOG会尽力确保发布内容的准确性，但学会及其雇员或会员均不会为CSC所发表的不准确或具误导性的资料、意见或陈述所造成的后果承担任何责任。ISUOGCSC所发表的文件并不是要为医疗水平订立法律标准，因为不同地区依据自身的不同情况，在诠释和实践指南的内容时会有所不同。已核准的指南可以在ISUOG(info@isuog.org)同意后自由分发。

【简介】

随着延迟分娩、高龄孕妇的增多以及辅助生殖技术的广泛应用，多胎妊娠的发生率逐年上升[1]。双胞胎出生率从1980年的19‰到2006年的32‰增长了近70%[2]。

双胎妊娠是围产儿死亡与发病的高危因素之一[3-6]。2009年，单胎妊娠的死胎发生率为5‰，而双胎妊娠死胎发生率为12‰，三胎以及三胎以上的多胎妊娠死胎发生率为31‰[7-8]。多胎妊娠在孕37周前早产发生率高达60%，早产可致新生儿死亡风险（多胎妊娠中有65%新生儿死于早产，而单胎妊娠中有43%新生儿死于早产）及远期发病率增加[9-12]。当然，分娩孕周越小，上述并发症越多。此外，双胎妊娠较单胎妊娠更容易发生母体与胎儿的并发症，因此，双胎妊娠发生医源性早产的几率更高。其中，单绒毛膜双胎比双绒毛膜双胎更易发生医源性早产[3-6]。

超声检查对胎儿生长径线、解剖结构、多普勒血流速度测量及羊水量的评估可用于监测与鉴别可疑不良妊娠结局的双胎妊娠，如双胎输血综合征（TTTS）与胎儿生长受限（FGR）。像单胎妊娠一样，以无并发症的双胎妊娠为参考，通过比较胎儿生长径线与多普勒血流速度参数的方法来识别双胎妊娠中的胎儿生长受限。

本指南旨在阐述超声检查在无并发症的双胎妊娠与合并有 TTTS、选择性胎儿生长受限（sFGR）、双胎贫血 红细胞增多 序列征（TAPS）、双胎动脉反向灌注（TRAP）序列征、联体双胎或双胎中一胎宫内死亡（IUD）等并发症的复杂性双胎妊娠中的作用。本文提供双胎妊娠孕周核实，绒毛膜性判断，染色体与结构异常筛查与 TTTS、TAPS、胎儿发育异常及早产的监测方法。多胎妊娠的管理方法将另辟它文予以阐述。

【大纲//适用范围】
● 判断孕周（核实孕龄）
● 确定绒毛膜性与羊膜性
● 双胎标记
● 超声检查的时间、频率以及内容
● 非整倍体的筛查
● 非整倍体的产前诊断
● 胎儿结构异常的筛查
● 非一致性双胎妊娠的诊断与管理
● 减胎术/选择性终止妊娠
● 早产筛查

● FGR 的筛查、诊断及管理

● 合并多胎之一宫内死亡的管理

● 单绒毛膜双胎妊娠特有并发症

—TTTS 的筛查，诊断与管理

—TAPS 的筛查，诊断与管理

—TRAP 序列征的管理

—单绒毛膜单羊膜囊（MCMA）双胎妊娠的管理

—联体双胎的诊断与管理

**鉴别与诊断依据**

我们在 Cochrane图书馆及Cochrane临床对照试验中心数据库进行相关的随机对照试验、综述及荟萃分析的搜集，并在 联机医学文献分析和检索系统进行了从1966—2014年的文献检索。最后一次检索的日期是2014年11月15日。相关的会议论文集与摘要已经检索。数据库搜索中相关主题词包括了所有的副标题。关键词包括"双胎""多胎""怀孕""超声""双胎输血综合征""胎儿生长受限""双胎贫血红细胞增多 序列征""双胎动脉反向灌注""无心畸胎""单绒毛膜单羊膜囊""联体""死亡"。我们还在美国国立卫生研究院与美国国立临床诊疗指南数据库中检索了相关指南及综述。灰色（未发表的）文献通过检索卫生技术评估与卫生技术评估相关代理机构、临床实践指南收集及临床试验注册机构的网页进行鉴定。该检索仅限英语。尽可能地做出有明确证据为基础的建议，当某些部分缺乏明确证据时被标注为"良好的实践经验参考"。指南中所应用的推荐等级与证据级别的详细信息将在附录1中给出。

**【建议】**

双胎妊娠孕周判断

双胎妊娠应在头臀长（CRL）测量值为45~84mm 之间时核实孕周（即孕周为11~13$^{+6}$周之间）（推荐等级：D）。

自然妊娠的双胎应用其中较大胎儿的头臀长测值估算孕周（推荐等级：C）。

有研究推荐使用双胎妊娠中较小胎儿的头臀长测值或双胎儿的头臀长

13~15mm。应用较小胎儿头臀长估算孕周的缺点在于操作者可误会双胎中较大者发育大于孕周，并因此错误地认为双胎中较小者发育正常。最普遍的做法是应用双胎中较大者的头臀长。如为妊娠14周后的孕妇，应以双胎中较大者的头围估算孕龄[1]。经体外受精的双胎妊娠应通过取卵日或胚胎移植的日期估算孕龄（证据级别：2+）。

**确定双胎妊娠的绒毛膜性及羊膜性**

绒毛膜性应在孕13$^{+6}$周前确定，判断方法为观察羊膜与胎盘交界处膜的厚度，是T征或λ征，以及胎盘的数量。定义双胎妊娠绒毛膜性的超声图像应保存作日后的参考（等级推荐：D）。

如在常规的经腹部或经阴道超声检查无法判定双胎妊娠的绒毛膜性质，第二选择应寻求三级转诊中心的帮助（良好的实践经验参考）。

双胎妊娠绒毛膜性确定的同时应确认与记录其羊膜囊性质。单绒毛膜单羊膜囊双胎妊娠应推荐到三级医疗中心进行专业管理（良好的实践经验参考）。

我们应尽可能确定双胎妊娠的绒毛膜性。绒毛膜性应在孕13$^{+6}$周前确定，判断方法为观察羊膜与胎盘交界处膜的厚度，是T征或 lambda 征（图1）以及超声检查中可见的胎盘数量[1]。仔细检查分隔的膜很重要，相较于单绒毛膜双羊膜囊（MCDA）双胎妊娠中双胞胎被两层较薄的羊膜分隔（T征），在双绒毛膜双羊膜囊双胎妊娠中，双胞胎被融合的厚层绒毛膜及两层羊膜分隔，一边一个，表现为"饱满的 lambda"。妊娠14周后的初孕妇，判断绒毛膜性质最好的方法是相同的超声征象，尤其是计数膜的层数以及标注不同的胎儿性别。通过胎盘数量判定绒毛膜性质方法的可靠性值得商榷，因为双绒毛膜囊性胎盘通常毗邻，表现为单个的胎盘，且3%的单绒毛膜双胎妊娠在超声检查中可发现2个胎盘，而这并不能排除血管吻合的可能性[16]。综合超声图像特点判断绒毛膜囊性质比单个的超声征象更为准确[1]。

若经腹部超声检查无法确定绒毛膜囊性质，需尝试进行经阴道超声检查。如仍无法确定，第二选择应寻求三级转诊中心的帮助。如三级转诊中心也无法确定，将双胎妊娠视为单绒毛囊性更为安全[1]（证据级别：3）。

确定绒毛膜性质时应同时确定与记录羊膜囊性质（无论该双胞胎是否共用一个

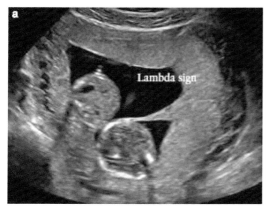 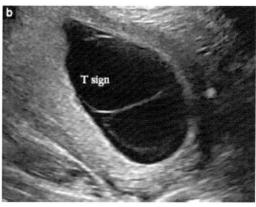

**图1 早孕期的超声图像**

（a）双绒毛膜双羊膜囊双胎妊娠，双胞胎由一个厚层绒毛膜分离；

（b）在单绒毛膜单羊膜囊双胎妊娠，双胞胎由两层较薄的羊膜分离。

羊膜囊）。如有疑问，经阴道超声扫查未见无血管吻合膜是最好的证据。另一可靠的证据是使用脉冲波及彩色血流多普勒见脐带缠绕，此现象在单绒毛膜单羊膜囊双胎妊娠中普遍存在。在相同的采样框内使用脉冲波多普勒可见两个心率不同的动脉波形。（证据级别：4）

所有单绒毛膜单羊膜囊双胎妊娠应交由三级医疗中心进行管理。建议将可鉴定绒毛膜性质的超声图像进行电子存档，并将副本添加到医疗记录中。当羊膜与绒毛膜尚未融合即孕11~14周确定绒毛膜性质最准确，因此双胎妊娠的头3个月扫查非常重要。（证据级别：4）

**标注双胞胎**

标注双胞胎应遵循可靠、一致的策略，并将其记录在孕妇的记录本中（良好的实践经验观点）。

产前遵循可靠、一致的策略标注双胞胎很重要。方法包括：根据其胎方位，可左和右，或上和下；或根据早孕期两者脐带相对于胎盘边缘及插入胎膜的位置。在一些医疗机构，双胎之一为右边的胎儿，而双胎之二为左边的胎儿。为了确保后续扫查的一致标注，该信息应清楚记录于孕妇的记录本中[17]。建议尽可能地用较多的特征描述每一个双胞胎以便其他人能够准确分辨；如"双胎之一（女）胎方位为右枕前，其脐带插入位置在胎盘边缘"。如为异常妊娠，标注应有描述如"双胎之一，潜在受者"。认识到单绒毛膜单羊膜囊双胎的标注尤其在孕早期的准确性低是很重要的。

**围产期转换现象**

谨记分娩时不一定按照产前超声扫查中双胎标注"双胎之一"与"双胎之二"的顺序，尤其是当分娩方式为剖宫产时[18]。提醒父母及参与分娩过程的医护人员上述现象很重要，尤其是异常分娩中外观检查不明显的结构畸形的双胎妊娠，如先天性膈疝或心脏畸形。上述情况需要分娩前及进行任何新生儿介入治疗前进行一次超声扫查。

**双胎妊娠常规超声检查**

单纯双绒毛膜双胎妊娠的孕妇应在早孕期进行一次超声检查，中孕期进行一次细致的超声检查，并在之后的每4个星期进行一次超声检查。复杂性双绒毛膜双胎妊娠的孕妇应根据其状态及严重程度提高超声检查的频率（良好的实践经验参考）。

单纯性单绒毛膜双胎妊娠应在早孕期进行一次超声检查，为了及时发现TTTS及TAPS，孕16周后应每隔2个星期进行一次超声检查。复杂性单绒毛膜双胎妊娠的孕妇应根据其状态及严重程度提高超声检查的频率（等级推荐：C）。

单纯双绒毛膜双胎妊娠的孕妇应在早孕期进行一次超声检查，并在孕约20周时进行第二次检查（中孕期排畸筛查），此后每隔4个星期进行一次检查（如并发症则需更为频繁的扫查）（图2）[1]。单纯性单绒毛膜双胎妊娠应在早孕期进行一次超声检查，为了及时发现TTTS及TAPS，孕16周后应每隔2个星期进行一次超声检查，以改善分娩结局（图3）[19,20]（证据级别：4）。

每一次超声检查应包含下列项目：双胞胎的胎儿生物测量，羊水量，脐动脉血流多普勒（孕20周起）。胎儿体重估计（EFW）异常者需从孕20周起计算并记录每一次检查。为筛查TAPS，单绒毛膜双胎妊娠从孕20周起应记录其大脑中动脉（MCA）收缩期峰值血流速度（PSV）。为筛查TTTS，单绒毛膜双羊膜囊双胎妊娠应评估并记录每一次超声检查的羊水量（垂直深度最大值）。为发现有极早产高危因素的孕妇，应在中孕期排畸筛查中测量其宫颈长度（证据级别：2+，2++）。

双绒毛膜双胎妊娠

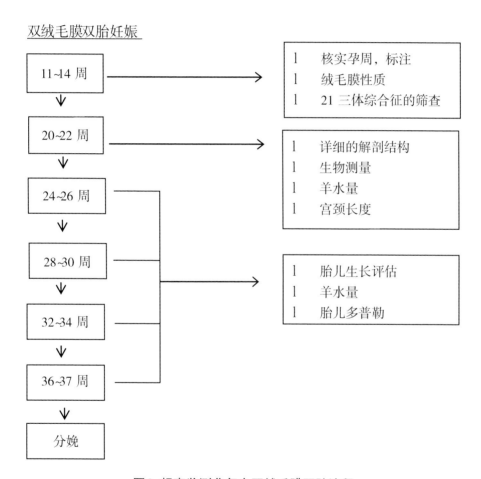

图2 超声监测非复杂双绒毛膜双胎流程

单绒毛膜双胎妊娠

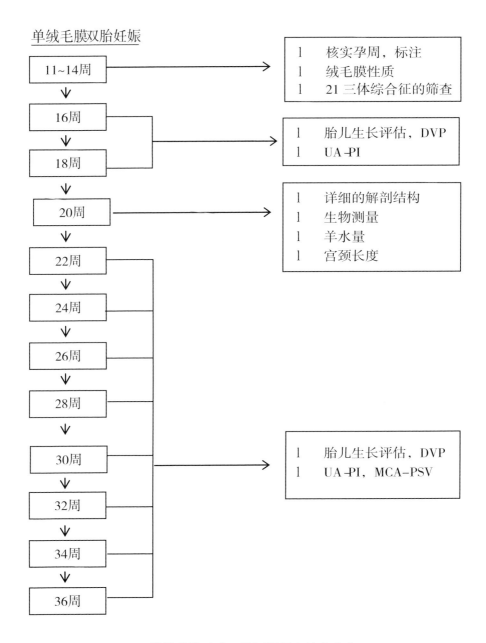

**图3 单纯单绒毛膜双胎妊娠超声检查内容**

（DVP：最大羊水垂直深度；MCA：大脑中动脉；PI：搏动指数；PSV：收缩期峰值血流速度；UA：脐动脉）

### 双胎妊娠染色体异常筛查

21三体筛查可在孕早期通过联合筛查（颈项透明层厚度（NT），游离β–人绒毛膜促性腺激素（β–hCG）水平及妊娠相关血浆蛋白A（PAPP-A水平）。另一筛查方法是仅结合孕龄及NT（等级推荐：B）。

双胎之一消失的情况，如仍有可测量的胎体，单独的NT结合孕龄进行风险评估[21]（等级推荐：B）。

双胎妊娠中21三体无创产前筛查的检出率（DR）较单胎妊娠低，但数据仍然局限（等级推荐：B）。

双胎妊娠筛查21三体可在早孕期进行联合筛查试验，包括孕龄、NT测量、血清β–hCG及PAPP-A水平。另一可供选择为结合孕龄及孕11~13$^{+6}$周时的NT数值[1]。双胎之一消失，如仍有可测量的胎体，β–hCG及PAPP-A有偏差，单独用NT做风险评估。单绒毛膜双胎妊娠21三体风险的计算基于双胎的平均风险（因双胞胎有相同的染色体核型），然而双绒毛膜双胎妊娠21三体风险的计算基于每一个独立的胎儿（因约90%为双合子性有不同的染色体核型）。

双胎妊娠唐氏综合症的检出率较单胎妊娠低[1]。然而，最近的一项meta分析显示两者检出率相似（单胎妊娠为89%，双绒毛膜双胎妊娠为86%，单绒毛膜双胎妊娠为87%，假阳性率（FPR）为5%）[22]（证据等级：2++）。

与单胎妊娠相比，双胎妊娠在联合筛查结果的基础上需提供有创性检查的可能性更大[1]。且双胎妊娠有创性检查的风险更高[23-25]。一项meta分析提示双胎妊娠绒毛穿刺取样术（CVS）后总的流产率为3.8%，而羊膜腔穿刺术后流产率为3.1%[23]。有研究报道较低的流产率：绒毛穿刺术后流产率为2%，而羊膜腔穿刺术后流产率为1.5%~2%[26]。经腹部及经阴道的手术方法风险相似，无论使用单针或双针系统及单或双子宫穿刺入口[23]（证据级别：2++）。

双胎妊娠三体筛查及诊断试验比单胎妊娠更为复杂。因此在检查前由这方面的医学专家提供咨询意见十分重要[1]。提前告知孕妇及其家属需在联合筛查结果的基础上作出复杂的决定，而且双胎妊娠有创检查的风险增加，告知双绒毛膜双胎妊娠胎儿非整倍体核型不一致可能，告知选择性减胎术的风险[1]（证据级别：2+）。

母血胎儿游离 DNA（cfDNA）分析胎儿21三体风险在临床上的应用越来越多。它较联合筛查有更高的检出率及更低的假阳性率，因此它有克服很多复杂问题的可能[27]。在最近的一项meta分析中，单胎妊娠21三体的加权检出率为99%，假阳性率为0.1%[28]，双胎妊娠加权检出率为94.4%，假阳性率为0%。然而到目前为止，应用胎儿游离 DNA 筛查诊9断双胎妊娠21三体的案例报道远远少于单胎（证据级别：2++）。

**双胎妊娠产前有创诊断**

绒毛穿刺是双绒毛膜双胎妊娠优先选择的诊断方法（等级推荐：D）。

双胎妊娠染色体或基因分析有创检查应由胎儿医学专家进行。绒毛穿刺是双绒毛膜双胎妊娠优先选择的诊断方法，因为它与羊膜腔穿刺术相比可在更早期进行。双胎妊娠早期诊断任何非整倍体都十分重要，早孕期减胎较中孕期有更低的风险（整个孕期胎儿丢失风险为7%，而32周前分娩的风险为14%）[29]。仔细确定宫内双胞胎的位置很重要。如双胎妊娠在孕14周前已确定单绒毛膜性，且胎儿表现为一致的发育状态与解剖结构，则可选择仅取一个胎儿的羊水标本。否则，两个羊膜囊都需取样，因在单绒毛膜双胎妊娠中存在罕见的染色体不一致可能。单绒毛膜妊娠绒毛穿刺术仅取样一个胎盘，因此这些罕见的染色体不一致可能被漏诊。双胎核型不一致中最常见的人类非整倍体异常（13,18及21三体，特纳综合征及三倍体）在单绒毛膜双胎妊娠中已有报道[30]。在染色体核型异常的单绒毛膜双胎妊娠中，脐带闭塞选择性减胎术可在16周前进行，术后生存率高于80%[31,32]。当单绒毛膜双胎妊娠出现一胎畸形时，因考虑到选择终止妊娠的复杂性，有必要在做有创性诊断前进行商榷[33]（证据级别：3）。

**早孕期NT或CRL不一致的意义**

双胎妊娠 CRL 相差≥10%或 NT 相差≥20%应与胎儿医学专家进行讨论（等级推荐：B）。

尽管一些研究报告了早孕期双胎之间 NT 或 CRL 不一致，或在静脉导管（DV）中出现反向 A 波与 TTTS 的发展相关，其预测价值不高[17,33-35]。NT 差异≥20%的敏感性为52%~64%，特异性为78%~80%，针对TTTS发展的阳性预测值为

50%，阴性预测值为86%[36,37]。约25%单绒毛膜双胎妊娠可发现NT异常≥20%，该组早期发生IUD或严重TTTS的风险高于30%[37]。NT差异<20%的单绒毛膜双胎妊娠发生并发症的风险低于10%[37]。发现异常DV后发展为TTTS在全部妊娠的几率中仅占38%，且在高危因素中，仅30%最终发展为TTTS[35]。同样，虽然孕11~13周双胎间CRL差异明显与流产风险相关（ROC曲线下面积（AUC）0.5），出生体重异常（AUC 0.6），选择性胎儿生长受限（AUC 0.6），孕34周前发生早产（AUC 0.5），然而预测价值不高（加权预测风险为52%）[38,39]。尽管如此，双胎妊娠CRL差异≥10%或NT差异≥20%应与胎儿医学专家进行讨论，并需进行更为细致的超声检查评估以及染色体核型分析。相较于CRL差异<10%的双胎妊娠胎儿畸形风险为4%，CRL异常≥10%的双胎妊娠胎儿畸形风险为25%[40]。然而孕7~9[+6]周的CRL差异是早孕期双胎之一 死亡的风险预测指标（检出率74%，假阳性率5%）[41]（证据级别2++）。

**超声筛查双胎妊娠结构异常**

双胞胎应在早孕期的扫查中检查是否出现任何主要畸形，常规中孕期筛查（异常）应在约孕20（18~22）周进行（良好的实践经验观点）。

单绒毛膜双胎妊娠应进行心脏评估（良好的实践经验观点）。

在孕早期扫查（孕11~13[+6]周）的胎儿应查是否出现任何主要畸形[42]。常规中孕期结构异常筛查应由有经验的操作者在约孕20（18~22）周进行[1,43]。该筛查可能比平常的扫查要困难因为出现了第二个胎儿，因此要保障有充足的检查时间（大约45min）。双胎妊娠发生胎儿畸形的风险比单胎妊娠高[44]。双绒毛膜双胎妊娠每个胎儿发生畸形的风险与单胎妊娠相同，而单绒毛膜双胎妊娠发生胎儿畸形风险是其2~3倍。约1/25双绒毛膜双胎妊娠，1/15单绒毛膜双胎妊娠，1/6单绒毛膜单羊膜囊双胎妊娠发生影响双胎之一的主要先天畸形[45,46]。因此，单绒毛膜双胎妊娠需考虑畸形筛查，谨记晚孕期大脑及心脏畸形可表现得更为明显。双胎相关畸形包括神经管缺陷，前腹壁缺损，唇裂，脑畸形，心脏缺陷和胃肠道异常。因此，心脏筛查评估应根据ISUOG指南进行[47]，包括心轴，位置和四腔心，心室流出道及主动脉弓切面。孕妇需认识到超声检查的局限性，根据畸形类型不同有差异。中孕期胎儿畸形筛查的好处是包括给予父母机会为孩子出生后潜在的问题做准备，为他们提供终止妊娠的选择，可选择专业的分娩地点和可能的胎儿宫内治疗[1]（证据级别：3）。

**双胎妊娠异常中胎儿畸形管理**

双胎妊娠异常发现胎儿畸形转至区域胎儿医学中心（良好的实践经验观点）。

1%~2%的双胎妊娠会发生仅影响其中一个胎儿的畸形，在期待治疗与选择性终止受影响的胎儿之间需作出决定具有挑战性。即使是单绒毛膜双胎，低于20%的病例发现一致的结构异常。以上妊娠需转至区域胎儿医学中心寻求下一步管理[1]。单绒毛膜双胎妊娠结构不一致者，非整倍体不一致的情况极少（虽然不是不可能）。这些情况下，三级医疗中心专业的超声评估、有创性染色体或基因检查、关于受影响胎儿及正常胎儿的预后可能的讨论都是必要的。对于宫内死亡高风险或有致命情况的妊娠，双绒毛膜双胎妊娠建议保守治疗，而单绒毛膜双胎妊娠建议干预防止受影响胎儿自然死亡后健康胎儿发生不良结局。

**双胎妊娠选择性减胎**

双绒毛膜双胎妊娠中，选择性减胎术最好在早孕期超声引导下往胎儿心脏或脐带内注射氯化钾或利多卡因（等级推荐：B）。

如法律许可，当中孕期诊断，孕妇可选择在晚孕期行选择性减胎术（良好的实践经验观点）。

单绒毛膜双胎妊娠选择性减胎术包括脐带闭塞、胎儿激光消融或射频消融（RFA）（等级推荐：B）。

双胎妊娠选择性终止妊娠的时机影响流产或早产的风险。双胎妊娠异常不一致与此高度相关，中孕期较早孕期选择性终止妊娠与流产及早产有更高的相关风险（整个孕期胎儿丢失率为7%，孕32周前分娩风险为14%）[29]。如法律许可，当中孕期已诊断，如手术相关早产风险大于健康胎儿丢失风险，孕妇可选择在晚孕期行选择性减胎术。每个选项应考虑其利弊（包括早产，胎儿丢失，父母的压力，在早产发生时是否有胎儿医学专家到场及特定异常相关的并发症的风险）（证据级别：2++）。

双绒毛膜双胎妊娠选择性减胎术是超声引导下向心脏或脐带内注射"强的"氯化钾或1%利多卡因。当选择终止单绒毛膜双胎妊娠的其中一个胎儿时，考虑到健康胎儿的风险，不宜进行氯化钾注射，而对受影响的胎儿进行脐带闭塞、胎儿激光消融或射频消融[48,49]。这在受影响胎儿死亡的同时保护健康胎儿对抗因被减胎儿死亡而失去部分血液容量带来的影响。健康胎儿的存活率接近80%，发生胎膜早破及孕32周前早产的风险为20%[49]。术后存活胎儿发生不良神经系统后遗症风险较非复杂妊娠高[49-52]（证据级别：2++）。

**双胎妊娠早产风险的筛查**

双胎妊娠早产筛查中宫颈长度测量是首选的方法；中孕期宫颈长度25mm 是最常用的截断值（等级推荐：B）。

双胎妊娠自发性和医源性早产较单胎妊娠更为常见[2]。孕37周前分娩的双胎妊娠大于50%（60%双胎妊娠在孕37周前早产，12%双胎妊娠在孕32周前早产；上述早产率分别为单胎妊娠的5.4倍和7.6倍）[2]。中孕期超声筛查时发现宫颈较短的无症状孕妇有增加的自然早产的风险[53,54]。然而，上述发现敏感性低，且用于定义早产风险增加的宫颈长度截断值有争议。双胎妊娠孕18~24周宫颈长度 < 25mm 是孕34周前早产的适度预测值，并不是孕37周前[53,54]。在无症状的孕妇中，孕20~24周宫颈长度≤20mm 是孕32周前及孕34周前早产的最精确预测值（加权敏感性、特异性、阳性及阴性似然比值分别为39%和29%；96%和97%；10.1和9.0；0.64和0.74）。孕20~24周宫颈长度≤25mm 预测孕28周前早产加权阳性似然比值为9.6[53,54]。有症状孕妇人群中以宫颈长度预测早产准确性低[53,54]（证据级别：2++）。

目前无有效方法可防止上述孕妇早产。卧床休息，孕激素治疗，宫颈托或口服宫缩抑制剂并不能减少上述孕妇发生早产的风险[55-60]。然而，孕激素治疗可能减小新生儿死亡和发病的风险[55]。正在进行的研究可能在这方面有清晰的阐述（证据级别：1+）。

**胎儿生长受限的筛查，诊断和管理**

选择性胎儿生长受限的诊断标准及调查（sFGR）

sFGR，传统上是指一个胎儿的体重低于同胎龄应有体重的第10百分位数和两个胎儿体重相差>25%的情况（良好的实践经验观点）。

体重相差20%似乎是区别不良结局风险的临界值（等级推荐：B）。

FGR的定义，评估和管理在临床医生中并不一致。如果双胞胎两个 EFW <第10百分位数，胎儿应该被称为发育小于孕周。sFGR以往是应用于双胎妊娠之一有EFW<第10百分位和宫内双胎EFW不一致为>25%的一个术语[61,62]，美国妇产科学会认为EFW的15%~25%差异可构成胎儿发育异常[63]。胎儿体重异常截断值为18%被认为是不良结局的最佳预测值[64]。一些临床医生并没有考虑宫内双胎EFW的差异（仅用其中一个胎儿有EFW<第10百分位判断）。预测不良结局的差异截断值随孕周而变化[65]。差异截断值20%似乎是鉴别有不良结局风险增加的妊娠（指南作者共识）。EFW不一致由以下公式计算：（较大胎儿的体重–较小胎儿的体重）×100/较大胎儿的体重（证据级别：2 ++）。

如已下诊断，应寻找病因[62]。此筛查应包括详细的排畸超声检查及病毒感染排查 （证据级别：3）

### 双胎妊娠筛查FGR

最好的计算EFW的方法是结合头部、腹部以及股骨测量（等级推荐：B）。

如果宫内双胎不一致≥25%，应转诊至三级胎儿医学中心（良好的实践经验观点）。

双胎妊娠用超声评估EFW较单胎妊娠准确性低[67]。包括头部、腹部以及股骨测量的EFW表格在单胎妊娠和双胎妊娠中均为最好的估算 EFW 的方法[67]。目前，该表格同样用于检测双胎妊娠和单胎妊娠胎儿的生长情况。然而，双胎与单胎相比生长速度减慢特别是在孕晚期[68]，在单绒毛膜双胎妊娠尤为明显。这提示记录与监测双胎妊娠生长需要特殊的表格。然而，使用特定的双胞胎生长表格是有争议的，因为在孕晚期大多数双胎妊娠因一定程度的胎盘功能不全出现生长减缓，需密切观察（证据级别：2++）。

双胞胎之间EFW不一致与围产期胎儿丢失风险显著相关[69]。双胎EFW不一致≥25%在总的围产期胎儿丢失风险比为7.3。根据国家健康及护理最佳指南，

EFW不一致应从孕20周起在每一次检查中计算和记录。如异常达到或在25%以上，则应转诊至三级胎儿医学中心进行评估，以提高胎儿存活率，包括胎儿多普勒评估，合适的分娩计划（证据级别：2++）。

单绒毛膜双胎妊娠合并sFGR的分类

sFGR在单绒毛膜双胎分类根据脐动脉多普勒舒张末期血流情况（良好的实践经验观点）。

sFGR在单绒毛膜双胎分类根据在脐动脉多普勒舒张末期血流情况（图4）[70]。I型，脐动脉多普勒波形提示舒张末期血流正向。II型，舒张末期血流消失或反向（AREDF）。III型，有持续或间断的AREDF。I型sFGR存活率大于90%（宫内死亡率达4%）。II型sFGR宫内生长受限胎儿高风险发生宫内死亡或极早产与另一存活儿神经发育迟缓风险相关（双胎之一发生宫内死亡的风险达29%，孕30周前早产神经系统后遗症风险达15%）。III型sFGR宫内生长受限胎儿不可预知的突然死亡风险达10%~20%（即使超声检查提示各征象稳定）。存活的较大胎儿有高风险（可达20%）相关神经系统并发症[61,71]（证据级别：2++）。

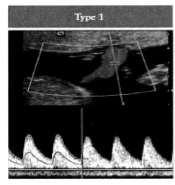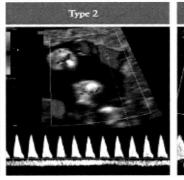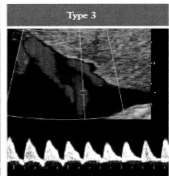

**图4 单绒毛膜双胎妊娠 sFGR 分类**

I型，脐动脉多普勒波形提示舒张末期血流正向。II型，舒张末期血流消失或反向（AREDF）。III型，有持续或间断的 AREDF。

### 管理合并R sFGR的双胎妊娠

双绒毛膜双胎妊娠发生sFGR应象单胎妊娠发生生长受限一样随访跟踪（良好的实践经验观点）。

单绒毛膜双胎妊娠合并sFGR有限的证据指导管理（良好的实践经验观点）。

双绒毛膜双胎妊娠合并sFGR选择分娩的时机应衡量利弊并根据父母的意愿在产科和新生儿科专家的指导下决定。因双绒毛膜双胎妊娠有独立的循环系统，可像单胎妊娠生长受限一样随访跟踪，监测脐动脉血流的进展，MCA和DV多普勒及生物物理评分。这些孕妇应在有相关经验的专科中心进行管理。单绒毛膜双胎妊娠合并sFGR仅有有限的证据指导管理。选择包括：早期分娩的保守治疗；激光消融；对生长受限的胎儿进行脐带闭塞（以保护另一胎儿）[72]（证据级别：2-）。

### 合并R sFGR 的双胎妊娠随访跟踪

双绒毛膜双胎妊娠合并sFGR，胎儿多普勒应每隔大约2周进行评估，取决于严重程度。单绒毛膜双胎妊娠合并 sFGR 应至少每周进行一次胎儿多普勒评估（良好的实践经验观点）。

如孕26周前双胎有死亡的极高风险，则应考虑选择性减胎术（等级推荐：D）。

单绒毛膜双胎妊娠合并 sFGR 应至少每隔2周进行一次胎儿生长发育的评估及每周一次胎儿多普勒检查（脐动脉及MCA）。如脐动脉多普勒异常，应进行DV血流评估。管理这些孕妇的目的是为了延长孕周以提高胎儿的存活能力，同时避免一胎儿发生宫内死亡及其另一胎儿发生严重不良结局。双绒毛膜双胎妊娠合并sFGR的跟踪随访观察可减少频率，建议妊娠32~34周后分娩。

多普勒评估孕26周前双胎之一存在死亡风险的案例中，应考虑选择性减胎术以避免较小胎儿宫内死亡后带来的不良影响，保护正常发育的胎儿。这些案例的管理很复杂，应转诊至三级胎儿医学中心进行协调[72]（证据级别：2-）。

如有可能，分娩时机的选择应基于胎儿的健康状况，增长间隔，生物物理评分，DV波形和/或胎心监护（CTG）。然而这些案例发生宫内死亡的风险增高，在DV多普勒或胎心监护发生明显异常前必须分娩。而因此发生严重神经系统损伤的合并sFGR的单绒毛膜双胎妊娠大约10%，与脐动脉多普勒异常、一胎IUD及出生孕周小相关[73]。有趣的是，较大胎儿相较于较小胎儿出生后发病率高（38%与19%），尤其是呼吸窘迫综合征（32%与6%）和脑部病变[74]（证据级别：2++）。

### 双胎之一死亡后存活胎儿的管理

当双胎妊娠发生一胎IUD时，孕妇需转诊至有相关专家的三级医疗中心（良好的实践经验观点）。

在单绒毛膜双胎妊娠和双绒毛膜双胎妊娠中一胎IUD相关并发症分别如下[75-77]。

双胎死亡：15%和3%。

早产：68%和54%。

存活胎儿出生后头部影像异常：34%和16%。

存活胎儿神经系统发育受损：26%和2%（证据级别：2++）。

当单绒毛膜双胎妊娠其中一个胎儿发生宫内死亡，另一存活胎儿可能因为部分循环血液流向死亡胎儿导致其发生潜在的严重低血压。这可能导致胎儿大脑及其他器官的灌注不足，甚至导致大脑损伤或死亡（证据级别：3）。

当单绒毛膜双胎妊娠发生一胎IUD时，孕妇应转诊至有相关专家的三级医疗中心。评估应包括胎儿多普勒，尤其是MCA-PSV，以寻找存活胎儿发生贫血的征象。保守治疗（即继续妊娠）是最适合的处理。不推荐尽快分娩，因为当胎儿诊断死亡时，存活胎儿神经系统受损已经发生。如怀孕已足月，立刻分娩有意义，如发生早产，延长孕周对存活胎儿（增加成熟度）有利。应对父母进行详细的咨询。包括存活胎儿有发生明显长期损害（神经系统或其他）的风险，但此损伤已发生，而提前分娩也不足以防止损害。短期内应对存活胎儿评估胎心监护与MCA多普勒监测是否发生贫血[78]。如选择保守治疗，胎儿生长径线测量与脐动脉评估及MCA多普勒应每隔2~4周进行，分娩应考虑在孕妇使用类固醇一个疗程后孕34~36周进行。如MCA-PSV在最初几天正常，胎儿贫血不太可能在后期发生。在双胎之一死亡后4~6周应对存活胎儿大脑进行影像采集。在存活胎儿有强有力的证据证明可能已发生严重神经系统损伤的病例可考虑晚期终止妊娠。推荐存活胎儿2岁时进行神经系统发育评估。已有报道对存活贫血胎儿进行宫内输血，但此处理能否防止神经系统长期损害仍然未知[79-81]（证据级别：3）。

**单绒毛膜双胎妊娠并发症**

仅发生在单绒毛膜双胎妊娠的并发症包括TTTS，TAPS，TRAP序列征，单绒毛膜单羊膜囊双胎妊娠及联体双胎。

**STTTS的筛查、诊断、分期及管理**

1/3双胎妊娠为单绒毛膜性的。在近乎所有单绒毛膜双胎中，胎盘血管吻合联接两个胎儿血液循环。这些血管吻合的构造决定其风险。当单绒毛膜双胎发生血流动力学与羊水量的失衡时，这些胎儿有发生TTTS的风险[82-85]。TTTS的诊断需要明显的羊水失衡征象。"供血"胎儿 DVP < 2cm（羊水过少），"受血"胎儿 DVP > 8cm（羊水过多）。在欧洲，孕20周前 DVP≥8cm 及孕20周后≥10cm 作羊水过多诊断。大小不一致是常见的发现，但并不作必要诊断依据。TTTS 影响10%~15%单绒毛膜双胎妊娠并与围产期胎儿发病率及死亡率相关；如未治疗，胎儿死亡率达90%，存活胎儿发病率超过50%[84,85]。早期诊断可进行胎儿镜激光消融干预，明显改善预后。激光治疗上述孕妇可有60%~70%的双胎存活率及80%~90%至少一个胎儿存活[85-87]。

**STTTS分期**

虽然 Quintero 分期不能总是准确预测胎儿结局或TTTS的病情演化，但是它仍然是现今首选的分类标准（良好的实践经验观点）。

TTTS目前分类采用Quintero分期系统（表1）[82,83]。关于TTTS的Quintero分期有效性存在争议。1期并不一定意味着最好的结局。如某些TTTS的Quintero分期1期的受血胎儿可能发生一定程度的心功能不全[88-90]。另一争议是它不能代表病情演化的顺序，如1期可不经过2，3，4期直接进展为5期，且不能预测治疗后是否良好。当独立于 Quintero 分期附加心血管参数分类额外的疾病特征时，这些附加内容并没有改善治疗后结局的预测。尽管如此，Quintero 分期仍然是最常用于合并TTTS双胎妊娠的分期（证据级别：2+）。

表1 Quintero 分期系统

| 分期 | 分类 |
| --- | --- |
| 1 | 羊水过多-羊水过少序列征；<br>受血胎儿 DVP > 8cm 以及供血胎儿 DVP < 2cm |
| 2 | 超声检查供血胎儿膀胱无法显示 |
| 3 | 双胎之一脐动脉舒张期血流消失或反向，<br>静脉导管 A 波反向，脐静脉血流出现搏动 |
| 4 | 双胎之一或双胎均水肿 |
| 5 | 双胎之一或双胎均死亡 |
| DVP，最大羊水垂直深度 | |

### TTTS 的筛查

单绒毛膜双胎妊娠TTTS的筛查需在孕16周开始，此后每隔2周进行一次筛查（良好的实践经验观点）。

单绒毛膜双胎妊娠TTTS的筛查需在孕16周开始，此后每隔2周进行一次筛查。操作者需在每一次筛查中观察并记录羊膜折叠的证据并测量每一个胎儿羊水的DVP。如发现明显DVP失衡或羊膜折叠，须进行更频繁的超声检查。单绒毛膜双羊膜囊双胎妊娠 TTTS发生率远高于单绒毛膜单羊膜囊双胎妊娠；超声诊断征象包括共同羊膜囊内羊水过多及膀胱大小不一致。

### 单绒毛膜双胎妊娠羊水量异常预后

单绒毛膜双胎妊娠合并轻微羊水量异常可每周观察跟踪排除发展为 TTTS 的可能（良好的实践经验观点）。

单绒毛膜双胎妊娠合并羊水量异常未达8cm/2cm 标准（即在"正常"范围内），正常的脐动脉多普勒测量与良好的胎儿结局（93%存活率），较低风险发展为严重TTTS（14%）相关[91-93]。然而，通常这些妊娠一般会每周检查一次以保证未发展为TTTS（证据级别：2+）。

### STTTS 治疗

激光消融是TTTS中QuinteroⅡ期及以上的首选治疗（等级推荐：A）。

在密切监视下保守治疗或QuinteroⅠ期可考虑激光消融（等级推荐：B）。

当激光治疗不可行，孕26周后可选择连续的羊水减量术（等级推荐：A）。

孕26周前诊断TTTS最好的疗法是激光消融，有证据表明激光消融术较羊水减量术与房隔造口术有更好的胎儿结局[85]（证据级别：1+）。QuinteroⅡ期及以上分期通常需要治疗，很多医疗中心认为QuinteroⅠ期应保守治疗。然而，如无激光消融治疗，可选择孕26周后行羊水减量术[85]。实际上，不管早期诊断（16周前）还是后期诊断（孕26周后），有证据显示激光消融术仍然是TTTS最好的治疗形式[93,94]。密切监视下保守治疗和激光治疗均为TTTSⅠ期合理地选择，待后期比较保守治疗与激光治疗随机试验的结果证实。如QuinteroⅠ期选择保守治疗，羊水过多进展、产妇不适增加、宫颈长度缩短被认为是标志急需施行胎儿镜下激光治疗的"救助"标准。在一篇关于TTTSⅠ期妊娠管理的系统综述中，接受激光治疗或保守治疗的总的生存率相似（分别为85%，86%），但接受羊水减量术的生存率较低（77%）[95]（证据级别：2-）。

激光治疗后TTTS再发的概率高达14%，可能是由于最初激光治疗错过了一些血管吻合[96]（证据级别：2-）。与高选择性技术相比，使用Solomon技术（赤道激光二分法）可使TTTS再发与TAPS发生风险减小[86,87]（证据级别：1+）。

严重TTTS另一选择是双极电凝，激光凝固或射频消融一胎脐带进行选择性减胎术。这意味着牺牲一个胎儿以防止另外一个胎儿死亡或大脑损伤。少数情况下，父母也可选择终止整个妊娠。

### 合并S TTTS 双胎妊娠合适的分娩孕龄与随访

通常的做法是治疗后的2周内每周进行超声评估，随访观察到已缓解的临床证据后可降低频率（良好的实践经验观点）。

在双胎之一死亡后（激光术后），另一存活胎儿大脑影像学检查须在4~6周后进行，其2岁时应进行神经系统发育评估（良好的实践经验观点）。

没有证据指导TTTS治疗后超声随访频率。然而羊水量须在14天内恢复正常[97]。受血胎儿心功能障碍通常在1个月内恢复正常，而供血胎儿会有短暂的心脏功能的损伤[98]（证据级别：2+）。通常的做法是治疗后2周内每周进行超声评估，至随访观察到已缓解的临床证据后可降低频率。每一次超声检查应评估2个胎儿的DVP，生物测量（每2周），及脐动脉，MCA（PSV）及DV多普勒。尽管如此，8%的双胎，包括供血胎儿与受血胎儿，将在10岁时发生肺动脉狭窄[99]及4%存活儿发生产前脑损伤[100]（证据级别：3）。后续检查应有详细的对于大脑、心脏及四肢的评估（血栓或羊膜带继发的肢体截断风险）。功能性的心脏问题及产前脑部损伤可能仅在晚孕期明显。一些胎儿医学中心为孕30周的激光治疗后所有的存活胎儿提供胎儿磁共振成像（MRI）检查，以发现胎儿脑部移行和增殖性疾病。然而，支持该做法的证据有限，且诊断特异性以及其如何转化为长期神经系统发病率仍然未知[101]。无充分证据证明单绒毛膜双胎TTTS治疗后分娩的最佳时机与方式，但是一般的共识是类固醇治疗一个疗程后孕34周分娩[102]。然而，对所有单绒毛膜双胎妊娠采用相似的做法是合理的，孕34周时异常持续存在，可待其完全消失后孕37周分娩。激光治疗后适合的分娩方法仍未明确。

合并TTTS的双胎妊娠激光治疗后应考虑有不良结局的高风险，即使羊水量已恢复正常（证据水平：2-）。妊娠合并双胎之一死亡（激光术后）应考虑4~6周后行大脑成像，2~3岁时行神经系统发育评估。

**合并STTTS的双胎妊娠大脑畸形与神经发育迟缓的风险**

单绒毛膜双胎妊娠合并TTTS，一胎IUD，sFGR或TAPS增加大脑畸形及神经系统发育障碍的风险[73,103-105]。合并TTTS的妊娠中，激光凝固术后大脑畸形发生率为5%，连续羊水减量术后大脑畸形发生率为14%，而期待治疗则为21%[104]（证据级别：2-）。供血胎与受血胎均有发生缺血或出血损伤的风险[104]。TTTS激光治疗后中位数年龄为34个月的孩子中有7%发生主要神经发育障碍[106,107]（证据级别：2-）。6岁时神经发育结局与2岁10个月相似，9%的孩子罹患神经发育迟缓[108]（证据级别：2-）。

**贫血—多血 质序列征（ TAPS ）的筛查，诊断与管理**

产前诊断TAPS是基于MCA多普勒异常的发现（等级推荐：D）。

关于TAPS结局与合适处理的证据有限，因此其治疗方案应个体化并与父母讨论（良好的实践经验观点）。

单绒毛膜双胎妊娠中对TAPS的自然病史和对胎儿及新生儿的影响仍在了解中。合适的处理及监测的频率及模式尚未建立。单绒毛膜双羊膜囊双胎妊娠TAPS自然发生率高达5%。然而，TTTS激光消融术后合并TAPS 的概率高达13%[96]。TAPS被认为是因为微细的动静脉吻合（＜1mm），使供者胎儿向受者胎儿缓慢输血，导致出生时血红蛋白浓度的差异（证据级别：3）。产后诊断TAPS基于供血胎儿慢性贫血（包括网织红细胞）及受血胎儿红细胞增多症。诊断标准包括双胎血红蛋白浓度差异＞8g/dL 且至少一个胎儿的网织红细胞计数比＞1.7或胎盘有小血管吻合（直径＜1mm）[109,110]。TAPS产前诊断基于MCA多普勒异常，包括供血胎儿MCA–PSV＞1.5倍中位数（MoM），提示胎儿贫血，而受血胎儿 MCA–PSV＜1.0倍中位数（MoM），提示胎儿红细胞增多症。TAPS其他超声征象包括胎盘回声及厚径差异，供血胎儿胎盘回声增强，厚度增加，而受血胎儿胎盘出现较薄的无回声区。因肝实质的回声减少，门静脉壁亮度增加，红细胞增多症胎儿肝脏出现"星空"征。产前与产后严重程度的分期如表2所示[109,110]（证据级别：3）。

**表2 双胎贫血—多血质序列征（TAPS）109,110 产前与产后分期**

| 分期 产前分期 | 产后分期：胎儿Hb差异（g/dL） |
|---|---|
| 1. 供血胎儿 MCA-PSV > 1.5MoM 且 受血胎儿 MCA-PSV < 1.0MoM， 无其他胎儿受累征象 | > 8.0 |
| 2. 供血胎儿 MCA-PSV > 1.7MoM 且 受血胎儿 MCA-PSV < 0.8MoM，无 其他胎儿受累征象 | > 11.0 |
| 3. 1或2期且供血胎儿心脏发生受累 （UA-AREDF，UV 脉冲血流，或 DV 增加或反向血流） | > 14.0 |
| 4. 供血胎儿水肿 | > 17.0 |
| 5. 诊断 TAPS 后其中一胎或双胎死亡 | > 20.0 |

AREDF，舒张末期血流消失或反向；DV，静脉导管；Hb，血红蛋白；MCA，大脑中动脉；MoM，中位数倍数；PI，脉动指数；PSV，收缩期峰值速度；UA，脐动脉；UV，脐静脉。

合并TAPS的双胎妊娠结局不同。严重TAPS可发生双胎 IUD。轻微TAPS仍可分娩2个健康的新生儿（除了两者血红蛋白水平明显不同）。似乎主要新生儿并发症是贫血（需要输血）和红细胞增多症（可能需要部分换血）[111]。然而，严重大脑损伤已在个别TAPS新生儿案例中报道[112]。最近的证据显示合并TAPS的单绒毛膜双胎妊娠神经发育迟缓风险增加（20%）[113]。因此，推荐孕晚期行胎儿大脑影像扫描及2岁时行神经发育评估（证据级别：3）。

处理应根据诊断时的孕龄，父母的选择，疾病的严重程度及宫内治疗技术的可行性。因此，合并TAPS的双胎妊娠处理应个体化。最常见的处理包括保守治疗，提前分娩，激光消融或宫内贫血胎儿输血（IUT），结合贫血胎儿宫内输血及受血胎儿部分换血疗法[114]。孕20周起及TTTS治疗后的随访跟踪期2个胎儿均应测量MCA-PSV以筛查TAPS。改进胎儿镜激光消融技术防止发生TAPS仍然是降低发病率的最好方法[87,115]（证据级别：3）。

### 双胎反向动脉灌注（TRAP）序列征

泵血儿经微创技术治疗后生存机会增加（如脐带凝固，脐带结扎及激光凝固吻合血管和胎儿体内手术等），建议孕16周前进行（等级推荐：D）。

TRAP序列征是单绒毛膜双胎妊娠的一种罕见并发症（1%单绒毛膜双胎妊娠，1/35000全部妊娠）。它的特点是存在动脉反向供血征象或明显无心畸形团块由正常胎儿灌注供血（图5）[116]。通常通过共同的脐带入口的吻合血管逆向灌注[117]。这一特征性的血管排列易导致泵血胎儿高动力循环及进展性的高输出性心脏衰竭[117]。TRAP序列征保守治疗至孕18周时泵血胎儿发生死亡的风险高达30%[118]（证据级别：3）。

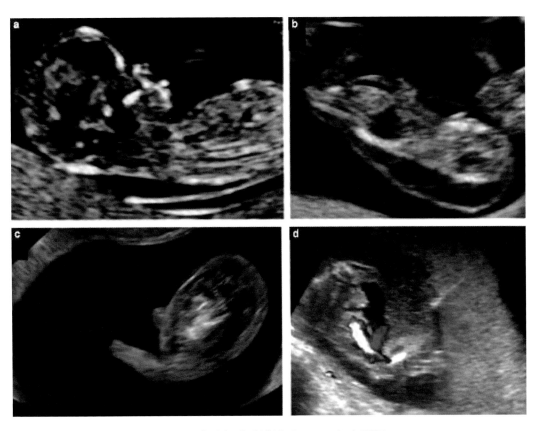

**图5　双胎反向动脉灌注（TRAP）序列征**

（a）双胎反向动脉灌注（TRAP）序列征中泵血儿的正中矢状面。

（b，c）TRAP团块的矢状面图像。

（d）胎体内激光治疗是阻断TRAP团块中血流的方法。在接近脐带入口处超声引导下定位穿刺针。

不同的微创技术如脐带凝固，脐带结扎及激光凝固吻合血管，胎儿体内手术如射频消融和胎儿体内激光疗法，是防止泵血胎儿死亡的手段（图5）[119]。泵血胎儿经上述疗法治疗后生存率接近80%。TRAP序列征如泵血儿心脏压力明显异常或灌注增加（包括羊水过多的发生）及TRAP团块的增长通常需要连续监测以施行宫内治疗[119]。因此，应到三级胎儿医学医疗中心进行详细的监测及后期超声随访。然而，密切的超声及多普勒监测不能阻止胎儿的突然死亡。如有必要，应在孕16周前进行治疗[120]。孕32周前早产率接近10%[120]。最新证据显示接受治疗孕龄与分娩孕龄呈负相关关系。因此，孕12~14周择期干预可改善存活率[121]。但这方面的证据观察周期较短，相关案例较少，相较于后期干预，这些证据不足以支持胎儿丢失率的评估（证据级别：3）。

### 单绒毛膜单羊膜囊（MCMA）双胎

MCMA双胎基本会存在脐带缠绕，但并不会增加其死亡率与发病率（推荐等级：D）。

建议在32~34周剖宫产分娩（等级推荐：D）。

MCMA双胎妊娠在单绒毛膜双胎妊娠中约占5%[122]。孕16周前胎儿丢失率可高达50%[123]（证据级别：3）。大多数原因为胎儿畸形与自然流产[123]（证据级别：3）。这些妊娠的处理很复杂，且应由有相关专家的医疗中心进行管理。胎儿丢失率现已改善，由之前文献中报道的40%[124-126]降至最近研究报道的10%~15%[127]（证据级别：2-）。在一项包含98例MCMA双胎妊娠的队列研究中，围产期死亡率（孕20周起至生后28天）为19%[128]。然而，排除致死性畸形胎儿后死亡率为17%。孕32周时，仅2例妊娠发生围产期死亡（4%）。TTTS和大脑损伤的发生率分别为6%与5%[128]（证据级别：3）。推荐分娩时间为孕32~36周不等。最新证据显示相较于其他妊娠双胎妊娠MCMA发生IUD的风险增加，且应在孕32~34周行剖宫产（证据级别：3）。因为孕32+4周分娩时，MCMA妊娠发生的IUD风险比新生儿发生非呼吸系统并发症的风险高[129]。因此，需要个性化的评估这些妊娠并告知分娩的时间。

必须认识到，经过系统的超声检查及彩色多普勒，几乎所有的单绒毛膜单羊膜囊双胎都可以发现脐带缠绕[130]。一份包含114例有脐带缠绕的单绒毛膜单羊膜囊双胎妊娠（228个胎儿）的系统综述中阐述了脐带缠绕不会增加单绒毛膜单羊膜囊双胎妊娠死亡率与发病率[127]。仅出现脐动脉切迹，无恶化的其他征象并不预示围产期的不良妊娠结局[131]（证据级别：2-）

单绒毛膜单羊膜囊双胎妊娠选择性减胎术（因发育异常，TRAP序列征，严重TTTS或sFGR）中，推荐脐带闭塞和阻断以防止另外一个胎儿因脐带因素发生的死亡[132-135]。其围产期结局与MCDA异常双胎脐带闭塞治疗术后相似。然而MCMA妊娠较MCDA早产胎膜早破发生率高，分娩孕龄早（证据级别：3）。

**联体双胎**

联体双胎非常罕见的，发生率约1/100000（1%单绒毛膜双胎妊娠）。联体双胎总是发生在MCMA双胎妊娠。孕早期用超声检查诊断联体双胎是常规（可见胎儿身体的紧密连接与固定并发现一定程度的皮肤连线的融合）。最近来自单一转诊中心的14例联体双胎报道，诊断联体双胎后20%父母选择终止妊娠，10%胎儿发生宫内死亡。在选择继续妊娠的案例中，存活率仅25%且大部分明显不健全[136]。

联体双胎的分类基于其联合部位。最常见的联合形式是胸部联胎，即两个胎儿面对面，两者胸部与腹部相连接，通常有联合的肝脏、心脏及肠管结构[136]。

直至分娩前详细专业的超声检查（行或不行MRI检查）用于观察双胞胎的心血管（或其他）解剖结构非常重要。虽然已有报道顺产联体双胎的案例，因存在产道梗阻、难产及子宫破裂的风险，剖宫产分娩现已成为规定[137]。这种妊娠应在胎儿医学转诊中心进行多学科评估与咨询。分娩地点应选择有相关专业产后及外科处理经验的医疗中心。联体双胎与产后死亡率及发病率有强烈的正相关关系。

【指南作者】

A. Khalil, Fetal Medicine Unit, St George's Hospital, St George's University of London, London, UK

M. Rodgers, Centre for Reviews and Dissemination, University of York, UK

A. Baschat, The Johns Hopkins Center for Fetal Therapy, Baltimore, MD, USA

A. Bhide, Fetal Medicine Unit, St George's Hospital, St George's University of London, London, UK

E. Gratacos, Fetal Medicine Units and Departments of Obstetrics, Hospital Clinic-IDIBAPS, University of Barcelona, Barcelona, Spain

K. Hecher, Department of Obstetrics and Fetal Medicine, University Medical Center Hamburg-Eppendorf, Hamburg, Germany

M. D. Kilby, Centre for Women's and Children's Health, University of Birmingham and Fetal Medicine Centre, Birmingham Women's Foundation Trust, Birmingham, UK

L. Lewi, Department of Obstetrics and Gynecology, University Hospitals Leuven, Leuven, Belgium

K. H. Nicolaides, Harris Birthright Research Centre for Fetal Medicine, King's College Hospital, London, UK

D. Oepkes, Division of Fetal Medicine, Department of Obstetrics, Leiden University Medical Center, Leiden, The Netherlands

N. Raine-Fenning, Division of Child Health, Obstetrics and Gynaecology, School of Medicine, University of Nottingham, Nottingham, UK

K. Reed, Twin and Multiple Births Association (TAMBA)

L. J. Salomon, Hopital Necker-Enfants Malades, AP-HP, Universit e Paris Descartes, Paris, France

A. Sotiriadis, Department of Obstetrics and Gynaecology, Aristotle University of Thessaloniki, Thessaloniki, Greece

B. Thilaganathan, Fetal Medicine Unit, St George's Hospital, St George's University of London, London, UK

Y. Ville, Hospital Necker-Enfants Malades, AP-HP, Universite Paris Descartes, Paris, France

## 【引文格式】

指南引用格式应为 "Khalil A, Rodgers M, Baschat A, Bhide A, Gratacos E, Hecher K, Kilby MD, Lewi L, Nicolaides KH, Oepkes D, Raine-Fenning N, Reed K, Salomon LJ, Sotiriadis A, Thilaganathan B, Ville Y. ISUOG Practice Guidelines: role of ultrasound in twin pregnancy. Ultrasound Obstet Gynecol 2016; 47:247–263."

# 参考文献

［1］ National Collaborating Center for Women's and Children's Health （UK）. MultiplePregnancy. The Management of Twin and Triplet Pregnancies in the Antenatal Period. Commissioned by the National Institute for Clinical Excellence. RCOG Press: London,September 2011.

［2］ Martin JA, Hamilton BE, Sutton PD, Ventura SJ,Menacker F, KirmeyerS,Mathews TJ.Births: final data for 2006. Natl Vital Stat Rep 2009;57:1–102.

［3］ Sebire NJ, Snijders RJ, Hughes K, Sepulveda W, Nicolaides KH. The hidden mortality of monochorionic twin pregnancies. Br J Obstet Gynaecol1997;104:1203–1207.

［4］ Joseph K, Liu S, Demissie K, Wen SW, Platt RW, Ananth CV, Dzakpasu S,Sauve R, Allen AC, Kramer MS; The Fetal and Infant Health Study Group of theCanadian Perinatal Surveillance System. A parsimonious explanation for intersecting perinatal mortality curves: understanding the effect of plurality and of parity. BMC Pregnancy Childbirth 2003;3:3.

［5］ Hack KE, Derks JB, Elias SG, Franx A, Roos EJ, Voerman SK, Bode CL,Koopman–Esseboom C, Visser GH. Increased perinatal mortality and morbidity in monochorionic versus dichorionic twin pregnancies: clinical implications of a large Dutch cohort study. BJOG 2008;115:58–67.

［6］ Southwest Thames Obstetric Research Collaborative (STORK). Prospective risk of late stillbirth in monochorionic twins: a regional cohort study. Ultrasound Obstet Gynecol 2012;39:500–504.

［7］ Garne E, Andersen HJ. The impact of multiple pregnancies and malformations on perinatal mortality. J PerinatMed 2004;32:215–219.

［8］ Luke B, Brown MB. The changing risk of infant mortality by gestation, plurality, and race: 1989–1991, versus 1999–2001. Pediatrics 2006;118:2488–2497.

［9］Chan A, Scott J, Nguyen A, Sage L. Pregnancy Outcome in South Australia 2007. Pregnancy Outcome Unit, SA Health: Adelaide, 2008.

［10］Elliott JP. High-order multiple gestations. Semin Perinatol 2005;29:305-311.

［11］Laws PJ, Hilder L. Australia's Mothers and Babies 2006. AIWH National Perinatal Statistics Unit:Sydney, 2008.

［12］Tucker J, McGuire W. Epidemiology of preterm birth. BMJ 2004;329:675-678.

［13］Salomon LJ, Cavicchioni O, Bernard JP, Duyme M, Ville Y. Growth discrepancy in twins in the first trimester of pregnancy. Ultrasound Obstet Gynecol2005;26:512-516.

［14］Dias T, Mahsud-Dornan S, Thilaganathan B, Papageorghiou A, Bhide A. First-trimester ultrasound dating of twin pregnancy: are singleton charts reliable? BJOG 2010;117:97-984.

［15］Chaudhuri K, Su LL, Wong PC, Chan YH, Choolani MA, Chia D, Biswas A. Determination of gestational age in twin pregnancy: Which fetal crown rump length should be used? J Obstet Gynaecol Res 2013;39:761-765.

［16］Lopriore E, Sueters M, Middeldorp JM, Klumper F, Oepkes D,Vandenbussche FP. Twin pregnancies with two separate placental masses can still be monochorionic and have vascular anastomoses. Am J Obstet Gynecol 2006;194:804-808.

［17］National Collaborating Center for Women's and Children's Health. Multiple Pregnancy: Evidence Update. Commissioned by the National Institute for Clinical Excellence. NICE: Manchester, March 2013.

［18］Dias T, Ladd S, Mahsud-Dornan S, Bhide A, Papageorghiou A, Thilaganathan B. Systematic labelling of twin pregnancies on ultrasound. Ultrasound Obstet Gynecol2011;38:130-133.

［19］ Sueters M, Middeldorp JM, Lopriore E, Oepkes D, Kanhai HH, Vandenbussche FP. Timely diagnosis of twin-to-twin transfusion syndrome in monochorionic twin pregnancies by biweekly sonography combined with patient instruction to report onset of symptoms. Ultrasound Obstet Gynecol 2006;28:659-664.

［20］ de Villiers SF, Slaghekke F, Middeldorp JM, Walther FJ, Oepkes D, Lopriore E. Placental characteristics in monochorionic twins with spontaneous versus post-laser twin anemia-polycythemia sequence. Placenta 2013;34:456-459.

［21］ Sankaran S, Rozette C, Dean J, Kyle P, Spencer K. Screening in thepresence of a vanished twin: nuchal translucency or combined screening test? Prenat Diagn 2011;31:600-601.

［22］ Prats P, Rodr guez I, Comas C, Puerto B. Systematic review of screening for trisomy 21 in twin pregnancies in first trimester combining nuchal translucency and biochemical markers: a meta-analysis. Prenat Diagn 2014;34:1077-1083.

［23］ Agarwal K, Alfirevic Z. Pregnancy loss after chorionic villus sampling and genetic amniocentesis in twin pregnancies: a systematic review. Ultrasound Obstet Gynecol 2012;40:128-134.

［24］ Hansen M, Kurinczuk JJ, Milne E, de Klerk N, Bower C. Assisted reproductive technology and birth defects: a systematic review and meta-analysis. Hum Reprod Update 2013;19:330-353.

［25］ Royal College of Obstetricians and Gynaecologists. Amniocentesis and Chorionic Villus Sampling. Green-Top Guideline No. 8. RCOG Press: London, 2010.

［26］ Gallot D, Velemir L, Delabaere A, Accoceberry M, Niro J, Vendittelli F,Laurichesse-Delmas H, Jacquetin B, Lemery D. Which invasive diagnosticprocedure should we use for twin pregnancies: chorionic villous sampling or amniocentesis? J Gynecol Obstet Biol Reprod (Paris) 2009;38:S39-44.

［27］ Hui L. Non-invasive prenatal testing for fetal aneuploidy: charting the course from clinical validity to clinical utility. Ultrasound Obstet Gynecol 2013;41:2–6.

［28］ Gil MM, Quezada MS, Revello R, Akolekar R, Nicolaides KH. Analysis of cell–free DNA in maternal blood in screening for fetal aneuploidies:updated meta–analysis. Ultrasound Obstet Gynecol 2015;45:249–266.

［29］ Evans MI, Goldberg JD, Horenstein J, Wapner RJ, Ayoub MA, Stone J, Lipitz S, Achiron R, Holzgreve W, Brambati B, Johnson A, Johnson MP, Shalhoub A, Berkowitz RL. Selective termination for structural, chromosomal, and mendelian anomalies: international experience. Am J Obstet Gynecol 1999;181:893–897.

［30］ Machin G. Non–identical monozygotic twins, intermediate twin types, zygosity testing, and the non–random nature of monozygotic twinning: a review. Am J Med Genet C Semin Med Genet 2009;151C:110–127.

［31］ Lewi L, Blickstein I, Van Schoubroeck D, Gloning KP, CasteelsM,Brandenburg H, Fryns JP, Deprest J. Diagnosis and management of heterokaryotypic monochorionic twins. Am J Med Genet A 2006;140:272–275.

［32］ Lewi L, Gratacos E, Ortibus E, Van Schoubroeck D, Carreras E, Higueras T, Perapoch J, Deprest J. Pregnancy and infant outcome of 80 consecutive cord coagulations in complicated monochorionic multiple pregnancies. Am J Obstet Gynecol 2006;194:782–789.

［33］ Fratelli N, Prefumo F, Fichera A, Valcamonico A, Marella D, Frusca T. Nuchal translucency thickness and crown rump length discordance for the prediction of outcome in monochorionic diamniotic pregnancies. Early Hum Dev 2011;87:27–30.

［34］ Memmo A, Dias T, Mahsud–Dornan S, Papageorghiou AT, Bhide A, Thilaganathan B. Prediction of selective fetal growth restriction and twinto–twin transfusion syndrome in monochorionic twins. BJOG 2012;119:417–421.

［35］ Maiz N, Staboulidou I, Leal AM, Minekawa R, Nicolaides KH. Ductus venosus Doppler at 11 to 13 weeks of gestation in the prediction of outcome in twin pregnancies. Obstet Gynecol 2009;113:860–865.

［36］ Linskens IH, de Mooij YM, Twisk JW, Kist WJ, Oepkes D, van Vugt JM.Discordance in nuchal translucency measurements in monochorionic diamniotic twins as predictor of twin-to-twin transfusion syndrome. Twin Res Hum Genet 2009;12:605-610.

［37］ Kagan KO, Gazzoni A, Sepulveda-Gonzalez G, Sotiriadis A, Nicolaides KH.Discordance in nuchal translucency thickness in the prediction of severe twin-to-twin transfusion syndrome. Ultrasound Obstet Gynecol 2007;29:527-532.

［38］ D'Antonio F, Khalil A, Dias T, Thilaganathan B; Southwest Thames Obstetric Research Collaborative. Crown rump length discordance and adverse perinatal outcome in twins: analysis of the Southwest Thames Obstetric Research Collaborative (STORK) multiple pregnancy cohort. Ultrasound Obstet Gynecol 2013;41:621-626.

［39］ D'Antonio F, Khalil A, Pagani G, Papageorghiou AT, Bhide A, Thilaganathan B.Crown rump length discordance and adverse perinatal outcome in twin pregnancies: systematic review and meta-analysis. Ultrasound Obstet Gynecol 2014;44:138-146.

［40］ Kalish RB, Gupta M, Perni SC, Berman S, Chasen ST. Clinical significance of first trimester crown rump length disparity in dichorionic twin gestations. Am J Obstet Gynecol 2004;191:1437-1440.

［41］ D'Antonio F, Khalil A, Mantovani E, Thilaganathan B; Southwest Thames Obstetric Research Collaborative. Embryonic growth discordance and early fetal loss: the STORK multiple pregnancy cohort and systematic review. Hum Reprod 2013;28:2621-2627.

［42］ Salomon LJ, Alfirevic Z, Bilardo CM, Chalouhi GE, Ghi T, Kagan KO, Lau TK, Papageorghiou AT, Raine-Fenning NJ, Stirnemann J, Suresh S, Tabor A, Timor-Tritsch IE, Toi A, Yeo G. ISUOG practice guidelines: performance of first-trimester fetal ultrasound scan. Ultrasound Obstet Gynecol 2013;41:102-113.

［43］Salomon LJ, Alfirevic Z, Berghella V, Bilardo C, Hernandez-Andrade E, Johnsen SL, Kalache K, Leung KY, Malinger G, Munoz H, Prefumo F, Toi A, Lee W; ISUOG Clinical Standards Committee. Practice guidelines for performance of the routine mid-trimester fetal ultrasound scan. Ultrasound Obstet Gynecol 2011;37:116-126.

［44］Hall JG. Twinning. Lancet 2003; 362: 735-743.

［45］Lewi L, Jani J, Blickstein I, Huber A, Gucciardo L, Van Mieghem T, Don e E, Boes AS, Hecher K, Gratacos E, Lewi P, Deprest J. The outcome of monochorionic diamniotic twin gestations in the era of invasive fetal therapy: a prospective cohort study. Am J Obstet Gynecol 2008;199: 514.e1-8.

［46］Baxi LV, Walsh CA. Monoamniotic twins in contemporary practice: a single-center study of perinatal outcomes. J Matern Fetal Neonatal Med 2010;23:506-510.

［47］International Society of Ultrasound in Obstetrics and Gynecology, Carvalho JS, Allan LD, Chaoui R, Copel JA, DeVore GR, Hecher K, Lee W, Munoz H, Paladini D, Tutschek B, Yagel S. ISUOG Practice Guidelines (updated): sonographic screening examination of the fetal heart. Ultrasound Obstet Gynecol 2013;41:348-359.

［48］Rossi AC, D'Addario V. Umbilical cord occlusion for selective feticide in complicated monochorionic twins: a systematic review of literature. Am J Obstet Gynecol 2009;200:123-129.

［49］Roman A, Papanna R, Johnson A, Hassan SS, Moldenhauer J, Molina S, Moise KJ Jr. Selective reduction in complicated monochorionic pregnancies: radiofrequency ablation vs bipolar cord coagulation. Ultrasound Obstet Gynecol 2010;36:37-41.

［50］Bebbington MW, Danzer E, Moldenhauer J, Khalek N, Johnson MP. Radiofrequency ablation vs bipolar umbilical cord coagulation in the management of complicated monochorionic pregnancies. Ultrasound Obstet Gynecol 2012;40:319-324.

［51］van den Bos EM, van Klink JM, Middeldorp JM, Klumper FJ, Oepkes D, Lopriore E. Perinatal outcome after selective feticide in monochorionic twin pregnancies.

Ultrasound Obstet Gynecol 2013;41:653–658.

[ 52 ] Griffiths PD, Sharrack S, Chan KL, Bamfo J, Williams F, Kilby MD. Fetal brain injury in survivors of twin pregnancies complicated by demise of one twin as assessed by in utero MR imaging. Prenat Diagn 2015;35:583–591.

[ 53 ] Conde–Agudelo A, Romero R. Prediction of preterm birth in twin gestations using biophysical and biochemical tests. Am J Obstet Gynecol 2014;211:583–595.

[ 54 ] Conde–Agudelo A, Romero R, Hassan SS, Yeo L. Transvaginal sonographic cervical length for the prediction of spontaneous preterm birth in twin pregnancies: a systematic review and meta–analysis. Am J Obstet Gynecol 2010;203:128.e1–12.

[ 55 ] Romero R, Nicolaides K, Conde–Agudelo A, Tabor A, O'Brien JM, Cetingoz E, Da Fonseca E, Creasy GW, Klein K, Rode L, Soma–Pillay P, Fusey S, Cam C, Alfirevic Z, Hassan SS. Vaginal progesterone in women with an asymptomatic sonographic short cervix in the midtrimester decreases preterm delivery and neonatal morbidity:a systematic review and metaanalysis of individual patient data. Am J Obstet Gynecol 2012;206:124.e1–19.

[ 56 ] Crowther CA. Hospitalisation and bed rest for multiple pregnancy. Cochrane Database Syst Rev 2001;1:CD000110.

[ 57 ] Yamasmit W, Chaithongwongwatthana S, Tolosa JE, Limpongsanurak S, Pereira L, Lumbiganon P. Prophylactic oral betamimetics for reducing preterm birth in women with a twin pregnancy. Cochrane Database Syst Rev 2012;9:CD004733.

[ 58 ] Norman JE, Mackenzie F, Owen P, Mactier H, Hanretty K, Cooper S, Calder A, Mires G, Danielian P, Sturgiss S, MacLennan G, Tydeman G, Thornton S, Martin B, Thornton JG, Neilson JP, Norrie J. Progesterone for the prevention of preterm birth in twin pregnancy (STOPPIT): a randomised, double–blind, placebo–controlled study and meta–analysis. Lancet 2009;373:2034–2040.

[ 59 ] Rafael TJ, Berghella V, Alfirevic Z. Cervical stitch (cerclage) for preventing preterm birth in multiple pregnancy. Cochrane Database Syst Rev

2014;9:CD009166.

［60］Crowther CA,Han S. Hospitalisation and bed rest for multiple pregnancy. Cochrane Database Syst Rev 2010;7:CD000110.

［61］Valsky DV, Eixarch E, Martinez JM, Crispi F, Gratacos E. Selective intrauterine growth restriction in monochorionic twins: pathophysiology, diagnostic approach and management dilemmas. Semin Fetal Neonatal Med 2010;15:342–348.

［62］Sueters M, Oepkes D. Diagnosis of twin–to–twin transfusion syndrome, selective fetal growth restriction, twin anemia–polycythaemia sequence, and twin reversed arterial perfusion sequence. Best practice and research. Best Pract Res Clin Obstet Gynaecol 2014;28:215–226.

［63］American College of Obstetricians and Gynecologists Committee on Practice Bulletins–Obstetrics; Society for Maternal–Fetal Medicine; ACOG Joint Editorial Committee. ACOG Practice Bulletin #56: Multiple gestation: complicated twin, triplet, and high–order multifetal pregnancy. Obstet Gynecol 2004;104:869–883.

［64］Breathnach F, McAuliffe F, Geary M, Daly S, Higgins J, Dornan J, Morrison JJ, Burke G, Higgins S, Dicker P, Manning F, Mahony R, Malone FD; Perinatal Ireland Research Consortium. Definition of intertwin birth weight discordance. Obstet Gynecol 2011;118:94–103.

［65］D' Antonio F, Khalil A, Morlando M, Thilaganathan B. Accuracy of predicting fetal loss in twin pregnancies using gestational age–dependent weight discordance cut–offs: analysis of the STORK multiple pregnancy cohort. Fetal Diagn Ther 2015;38:22–28.

［66］Lewi L, Gucciardo L, Huber A, Jani J, Van Mieghem T, Don e E, Cannie M, Gratacos E, Diemert A, Hecher K, Lewi P, Deprest J. Clinical outcome and placental characteristics of monochorionic diamniotic twin pairs with early– and late–onset discordant growth. Am J Obstet Gynecol 2008;199:511.e1–7.

［67］Khalil A, D' Antonio F, Dias T, Cooper D, Thilaganathan B; Southwest

Thames Obstetric Research Collaborative (STORK). Ultrasound estimation of birth weight in twin pregnancy: comparison of biometry algorithms in the STORK multiple pregnancy cohort. Ultrasound Obstet Gynecol 2014;44:210–220.

[68] Stirrup OT, Khalil A, D'Antonio F, Thilaganathan B, on behalf of the Southwest Thames Obstetric Research Collaborative (STORK). Fetal growth reference ranges in twin pregnancy: analysis of the Southwest Thames Obstetric Research Collaborative (STORK) multiple pregnancy cohort. Ultrasound Obstet Gynecol 2015;45301–307.

[69] D'Antonio F, Khalil A, Dias T, Thilaganathan B; Southwest Thames Obstetric Research Collaborative (STORK). Weight discordance and perinatal mortality in twins: analysis of the Southwest Thames Obstetric Research Collaborative (STORK) multiple pregnancy cohort. Ultrasound Obstet Gynecol 2013;41:643–648.

[70] Gratacos E, Lewi L, Munoz B, Acosta-Rojas R, Hernandez-Andrade E, Martinez JM, Carreras E, Deprest J. A classification system for selective intrauterine growth restriction in monochorionic pregnancies according to umbilical artery Doppler flow in the smaller twin. Ultrasound Obstet Gynecol 2007;30:28–34.

[71] Gratacos E, Carreras E, Becker J, Lewi L, Enrquez G, Perapoch J, Higueras T, Cabero L, Deprest J. Prevalence of neurological damage in monochorionic twins with selective intrauterine growth restriction and intermittent absent or reversed end-diastolic umbilical artery flow. Ultrasound Obstet Gynecol 2004;24:159–163.

[72] Chalouhi GE, Marangoni MA, Quibel T, Deloison B, Benzina N, Essaoui M, Al Ibrahim A, Stirnemann JJ, Salomon LJ, Ville Y. Active management of selective intrauterine growth restriction with abnormal Doppler in monochorionic diamniotic twin pregnancies diagnosed in the second trimester of pregnancy. Prenat Diagn 2013;33:109–115.

[73] Inklaar MJ, van Klink JM, Stolk TT, van Zwet EW, Oepkes D, Lopriore E. Cerebral injury in monochorionic twins with selective intrauterine growth restriction:

a systematic review. Prenat Diagn 2014;34:205–213.

[ 74 ] Lopriore E, Sluimers C, Pasman SA,Middeldorp JM, Oepkes D,Walther FJ. Neonatal morbidity in growth–discordant monochorionic twins: comparison between the larger and the smaller twin. Twin Res Hum Genet 2012;15:541–546.

[ 75 ] Ong SSC, Zamora J, Khan KS, Kilby MD. Prognosis for the co–twin following single–twin death: a systematic review. BJOG 2006;113:992–998.

[ 76 ] Hillman SC, Morris RK, Kilby MD. Co–twin prognosis after single fetal death: a systematic review and meta–analysis. Obstet Gynecol 2011;118:928–940.

[ 77 ] Shek NW, Hillman SC, Kilby MD. Single–twin demise: Pregnancy outcome. Best Pract Res Clin Obstet Gynaecol 2014;28:249–263.

[ 78 ] Senat MV, Couderc S, Bernard J, Ville Y. The value of middle cerebral artery peak systolic velocity in the diagnosis of fetal anemia after intrauterine death of one monochorionic twin. Am J Obstet Gynecol 2003;189:1320–1324.

[ 79 ] Nicolini U, Pisoni MP, Cela E, Roberts A. Fetal blood sampling immediately before and within 24 hours of death in monochorionic twin pregnancies complicated by single intrauterine death. Am J Obstet Gynecol 1998;179:800–803.

[ 80 ] Senat MV, Bernard JP, Loizeau S, Ville Y. Management of single fetal death in twin–to–twin transfusion syndrome: a role for fetal blood sampling. Ultrasound Obstet Gynecol 2002;20:360–363.

[ 81 ] Nakata M, SumieM,Murata S,Miwa I, Kusaka E, Sugino N. A case of monochorionic twin pregnancy complicated with intrauterine single fetal death with successful treatment of intrauterine blood transfusion in the surviving fetus. Fetal Diagn Ther 2007;22:7–9.

[ 82 ] Quintero RA,Morales WJ, AllenMH, Bornick PW, Johnson PK, KrugerM. Staging of twin  twin transfusion syndrome. J Perinatol 1999;19:550555.

[ 83 ] Quintero RAM, Dickinson JE, Morales WJ, Bornick PW, Berm  udez C, Cincotta R, Chan FY, Allen MH. Stage–based treatment of twin  twin transfusion syndrome.

Am J Obstet Gynecol 2003;188:1333–1340.

［84］ Roberts D, Gates S, Kilby M, Neilson JP. Interventions for twi twin transfusion syndrome: a Cochrane review. Ultrasound Obstet Gynecol 2008;31:701–711.

［85］ Roberts D, Neilson JP, Kilby MD, Gates S. Interventions for the treatment of twin twin transfusion syndrome. Cochrane Database Syst Rev 2014;1:CD002073.

［86］ Baschat AA, Barber J, Pedersen N, Turan OM, Harman CR. Outcome after fetoscopic selective laser ablation of placental anastomoses vs equatorial laser dichorionization for the treatment of twin-to-twin transfusion syndrome. Am J Obstet Gynecol 2013;209:234.e1–8.

［87］ Slaghekke F, Lopriore E, Lewi L, Middeldorp JM, van Zwet EW, Weingertner AS, Klumper FJ, DeKoninck P, Devlieger R, Kilby MD, Rustico MA, Deprest J, Favre R, Oepkes D. Fetoscopic laser coagulation of the vascular equator versus selective coagulation for twin-to-twin transfusion syndrome: an open-label randomized controlled trial. Lancet 2014;383:2144–2151.

［88］ Raboisson MJ, Fouron JC, Lamoureux J, Leduc L, Grignon A, Proulx F, Gamache S. Early intertwin differences in myocardial performance during the twin-to-twin transfusion syndrome. Circulation 2004; 110: 3043–3048.

［89］ Michelfelder E, Gottliebson W, Border W, Kinsel M, Polzin W, Livingston J, Khoury P, Crombleholme T. Early manifestations and spectrum of recipient twin cardiomyopathy in twin twin transfusion syndrome: relation to Quintero stage. Ultrasound Obstet Gynecol 2007;3:965–971.

［90］ Ville Y. Twin-to-twin transfusion syndrome: time to forget the Quintero staging system? Ultrasound Obstet Gynecol 2007;30:924–927.

［91］ Huber A, Diehl W, Zikulnig L, Bregenzer T, Hackeloer BJ, Hecher K. Perinatal outcome in monochorionic twin pregnancies complicated by amniotic fluid discordance without severe twin twin transfusion syndrome. Ultrasound Obstet Gynecol 2006;27:48–52.

[ 92 ] VanMieghem T, Eixarch E, Gucciardo L, Done E, Gonzales I, Van Schoubroeck D, Lewi L, Gratacos E, Deprest J. Outcome prediction in monochorionic diamniotic twin pregnancies with moderately discordant amniotic fluid. Ultrasound Obstet Gynecol 2011;37:15–21.

[ 93 ] Baud D, Windrim R, Keunen J, Kelly EN, Shah P, van Mieghem T, Seaward PG, Ryan G. Fetoscopic laser therapy for twin　twin transfusion syndrome before 17 and after 26 weeks' gestation. Am J Obstet Gynecol 2013;208:197.e1–7.

[ 94 ] Middeldorp JM, Lopriore E, Sueters M, Klumper FJ, Kanhai HH, Vandenbussche FP, Oepkes D. Twin–to–twin transfusion syndrome after 26 weeks of gestation: is there a role for fetoscopic laser surgery? BJOG 2007;114:694–698.

[ 95 ] Rossi AC, D'Addario V. Survival outcomes of twin　twin transfusion syndrome stage I: a systematic review of literature. Am J Perinatol 2013;30:5–10.

[ 96 ] Robyr R, Lewi L, Salomon LJ, YamamotoM, Bernard JP, Deprest J, Ville Y. Prevalence and management of late fetal complications following successful selective laser coagulation of chorionic plate anastomoses in twin–to–twin transfusion syndrome. Am J Obstet Gynecol 2006; 194: 796–803.

[ 97 ] Assaf SA, Korst LM, Chmait RH. Normalization of amniotic fluid levels after fetoscopic laser surgery for twin　twin transfusion syndrome. J Ultrasound Med 2010;29:1431–1436.

[ 98 ] VanMieghem T, Lewi L, Gucciardo L, Dekoninck P, Van Schoubroeck D, Devlieger R, Deprest J. The fetal heart in twin–to–twin transfusion syndrome. Int J Pediatr 2010; Article ID 379792,DOI: 10.1155/2010/379792.

[ 99 ] Herberg U, Bolay J, Graeve P, Hecher K, Bartmann P, Breuer J. Intertwin cardiac status at 10–year follow–up after intrauterine laser coagulation therapy of severe twin　twin transfusion syndrome: comparison of donor, recipient and normal values. Arch Dis Child Fetal Neonatal Ed 2014;99:F380–385.

[ 100 ] Spruijt M, Steggerda S, Rath M, van Zwet E, Oepkes D, Walther F, Lopriore E.

Cerebral injury in twin　twin transfusion syndrome treated with fetoscopic laser surgery. Obstet Gynecol 2012;120:15−20.

［101］Weisz B, Hoffmann C, Ben−Baruch S, Yinon Y, Gindes L, Katorza E, Shrim A, Bar Yosef O, Schiff E, Lipitz S. Early detection by diffusion−weighted sequence magnetic resonance imaging of severe brain lesions after fetoscopic laser coagulation for twin　twin transfusion syndrome. Ultrasound Obstet Gynecol 2014;44:44−49.

［102］Stirnemann JJ, Quibel T, Essaoui M, Salomon LJ, Bussieres L, Ville Y. Timing of delivery following selective laser photocoagulation for twin−to−twin transfusion syndrome. Am J Obstet Gynecol 2012;207:127.e1−6.

［103］Hoffmann C, Weisz B, Yinon Y, Hogen L, Gindes L, Shrim A, Sivan E, Schiff E, Lipitz S. Diffusion MRI findings in monochorionic twin pregnancies after intrauterine fetal death. AJNR Am J Neuroradiol 2013;34:212−216.

［104］Quarello E, MolhoM, Ville Y. Incidence, mechanisms, and patterns of fetal cerebral lesions in twin−to−twin transfusion syndrome. J Matern Fetal Neonatal Med 2007;20:589−597.

［105］Hillman SC, Morris RK, Kilby MD. Co−twin prognosis after single fetal death: a systematic review and meta−analysis. Obstet Gynecol 2011;118:928−940.

［106］Banek CS, Hecher K, Hackeloer BJ, Bartmann P. Long−term neurodevelopmental outcome after intrauterine laser treatment for severe twin twin transfusion syndrome. Am J Obstet Gynecol 2003;188:876−880.

［107］Graef C, Ellenrieder B, Hecher K, Hackeloer BJ, Huber A, Bartmann P. Long−term neurodevelopmental outcome of 167 children after intrauterine laser treatment for severe twin　twin transfusion syndrome. Am J Obstet Gynecol 2006;194:303−308.

［108］Graeve P, Banek C, Stegmann−Woessner G, Maschke C, Hecher K, Bartmann P. Neurodevelopmental outcome at 6 years of age after intrauterine laser therapy for twin    twin transfusion syndrome. Acta Paediatr 2012;101:1200–1205.

［109］Slaghekke F, Kist WJ, Oepkes D, Pasman SA, Middeldorp JM, Klumper FJ, Walther FJ, Vandenbussche FP, Lopriore E. Twin anemia–polycythemia sequence: diagnostic criteria, classification, perinatal management and outcome. Fetal Diagn Ther 2010;27:181–190.

［110］Lopriore E, Slaghekke F, OepkesD,Middeldorp JM, Vandenbussche FP,Walther FJ. Hematological characteristics in neonates with twin anemia–polycythemia sequence (TAPS). Prenat Diagn 2010;30:251–255.

［111］Lopriore E, Slaghekke F, Oepkes D, Middeldorp JM, Vandenbussche FP, Walther FJ. Clinical outcome in neonates with twin anemia–polycythemia sequence. Am J Obstet Gynecol 2010;203:54.e1–5.

［112］Lopriore E, Slaghekke F, Kersbergen KJ, de Vries LS, Drogtrop AP, Middeldorp JM, Oepkes D, Benders MJ. Severe cerebral injury in a recipient with twin anemia–polycythemia sequence. Ultrasound Obstet Gynecol 2013;41:702–706.

［113］Slaghekke F, van Klink JM, Koopman HM, Middeldorp JM, Oepkes D, Lopriore E. Neurodevelopmental outcome in twin anemia–polycythemia sequence after laser surgery for twin    twin transfusion syndrome. Ultrasound Obstet Gynecol 2014;44:316–321.

［114］Genova L, Slaghekke F, Klumper FJ, Middeldorp JM, Steggerda SJ, Oepkes D, Lopriore E. Management of twin anemia    polycythemia sequence using intrauterine blood transfusion for the donor and partial exchange transfusion for the recipient. Fetal Diagn Ther 2013;34:121–126.

［115］Dhillon RK, Hillman SC, Pounds R, Morris RK, KilbyMD. Comparison of Solomon technique against selective laser ablation for twin    twin transfusion syndrome: a systematic review. Ultrasound Obstet Gynecol 2015;46:526–533.

［116］Moore TR, Gale S, Benirschke K. Perinatal outcome of forty nine pregnancies complicated by acardiac twinning. Am J Obstet Gynecol 1990;163:907–912.

［117］ Wong AE, Sepulveda W. Acardiac anomaly: current issues in prenatal assessment and treatment. Prenat Diagn 2005;25:796–806.

［118］ Lewi L, Valencia C, Gonzalez E, Deprest J, Nicolaides KH. The outcome of twin reversed arterial perfusion sequence diagnosed in the first trimester. Am J Obstet Gynecol 2010;203:213.e1–4.

［119］ Tan TY, Sepulveda W. Acardiac twin: a systematic review of minimally invasive treatment modalities. Ultrasound Obstet Gynecol 2003;22:409–419.

［120］ Pagani G, D'Antonio F, Khalil A, Papageorghiou A, Bhide A, Thilaganathan B. Intrafetal laser treatment for twin reversed arterial perfusion sequence: cohort study and meta–analysis. Ultrasound Obstet Gynecol 2013;42:6–14.

［121］ Chaveeva P, Poon LC, Sotiriadis A, Kosinski P, Nicolaides KH. Optimal method and timing of intrauterine intervention in twin reversed arterial perfusion sequence: case study and meta–analysis. Fetal Diagn Ther 2014;35:267–279.

［122］ Benirschke K, Kim CK. Multiple pregnancy. 1. N Engl J Med 1973;288:1276–1284.

［123］ Prefumo F, Fichera A, Pagani G, Marella D, Valcamonico A, Frusca T. The natural history of monoamniotic twin pregnancies: a case series and systematic review of the literature. Prenat Diagn 2015;35:274–280.

［124］ Raphael SI. Monoamniotic twin pregnancy. A review of the literature and a report of 5 new cases. Am J Obstet Gynecol 1961;81:323–330.

［125］ Wensinger JA, Daly RF. Monoamniotic twins. Am J Obstet Gynecol 1962;83:1254–1256.

［126］ Timmons JD, Dealvarez RR. Monoamniotic twin pregnancy. Am J Obstet Gynecol 1963; 86:875–881.

［127］ Rossi AC, Prefumo F. Impact of cord entanglement on perinatal outcome of monoamniotic twins: a systematic review of the literature. Ultrasound Obstet Gynecol 2013;41:131–135.

［128］Hack KE, Derks JB, Schaap AH, Lopriore E, Elias SG, Arabin B, Eggink AJ, Sollie KM, Mol BW, Duvekot HJ, Willekes C, Go AT, Koopman-Esseboom C, Vandenbussche FP, Visser GH. Perinatal outcome of monoamniotic twin pregnancies. Obstet Gynecol 2009; 113:353-360.

［129］Van Mieghem T, De Heus R, Lewi L, Klaritsch P, Kollmann M, Baud D, Vial Y, Shah PS, Ranzini AC, Mason L, Raio L, Lachat R, Barrett J, Khorsand V, Windrim R, Ryan G. Prenatal management of monoamniotic twin pregnancies. Obstet Gynecol 2014;124: 498-506.

［130］Dias T, Mahsud-Dornan S, Bhide A, Papageorghiou AT, Thilaganathan B. Cord entanglement and perinatal outcome in monoamniotic twin pregnancies. Ultrasound Obstet Gynecol 2010;35:201-204.

［131］Aurioles-Garibay A, Hernandez-Andrade E, Romero R, Garcia M, Qureshi F, Jacques SM, Ahn H, Yeo L, Chaiworapongsa T, Hassan SS.Presence of an umbilical artery notch in monochorionic monoamniotic twins. Fetal Diagn Ther 2014;36:305-311.

［132］Middeldorp JM, Klumper FJ, Oepkes D, Lopriore E, Kanhai HH, Vandenbussche FP. Selective feticide in monoamniotic twin pregnancies by umbilical cord occlusion and transection. Fetal Diagn Ther 2008;23:121-125.

［133］Quintero RA, Romero R, ReichH, Gonc alves L, Johnson MP, Carreno C, EvansMI. In-utero percutaneous umbilical cord ligation in the management of complicated monochorionic multiple gestations. Ultrasound Obstet Gynecol 1996;8:16-22.

［134］Valsky DV, Martinez-Serrano MJ, Sanz M, Eixarch E, Acosta ER, Martinez JM, Puerto B, Gratac os E. Cord occlusion followed by laser cord transection in monochorionic monoamniotic discordant twins. Ultrasound Obstet Gynecol 2011;37:684-688.

［135］Peeters SH, Devlieger R, Middeldorp JM, DeKoninck P, Deprest J, Lopriore E,

Lewi L, Klumper FJ, Kontopoulos E, Quintero R, Oepkes D. Fetal surgery in complicated monoamniotic pregnancies: case series and systematic review of the literature. Prenat Diagn 2014; 34: 586–591.

[ 136 ] Baken L, Rousian M, Kompanje EJ, Koning AH, van der Spek PJ, Steegers EA, Exalto N. Diagnostic techniques and criteria for first–trimester conjoined twin documentation: a review of the literature illustrated by three recent cases. Obstet Gynecol Surv 2013;68:743–752.

[ 137 ] Agarwal U, Dahiya P, Khosla A. Vaginal birth of conjoined thoracopagus: a rare event. Arch Gynecol Obstet 2003;269:66–67.

**附录1 在该指南中所使用的推荐强度与证据分级一览**

| 证据分级 |
| --- |
| 1++ 高质量的随机对照试验的荟萃分析、系统评价或偏倚可能性很小的随机对照试验<br><br>1+ 较高质量随机对照试验的荟萃分析、系统综述或出现偏倚可能性小的随机对照试验<br><br>1– 随机对照试验的荟萃分析、系统评价或出现偏倚可能性较大的随机对照试验<br><br>2++ 高质量病例对照或队列研究的系统评价、或出现混杂、偏倚和机遇可能性很小而反映因果关系可能性大的高质量病例对照研究或队列研究<br><br>2+ 出现混杂、偏倚和机遇可能性小而反映因果关系可能性较大的较高质量病例对照研究或队列研究<br><br>2– 出现混杂、偏倚和机遇可能性大而反映因果关系可能性明显不足的病例对照研究或队列研究<br><br>3 非分析性研究，即病例报告、系列病例分析<br><br>4 专家意见 |
| 推荐强度<br>A.至少一个荟萃分析、系统评价或随机对照试验直接适用于目标人群的1++或1+级证据<br>B.直接适用于目标人群的2++级证据或1++或1+级证据的外推证据<br>C.直接适用于目标人群的2+级证据或2++级证据的外推证据<br>D.3或4级证据，或2+级证据的外推证据 |
| 良好的实践经验观点 根据指南制定小组临床经验所推荐的最好做法 |